Fettleber-Diät-Kochbuch für Anfänger

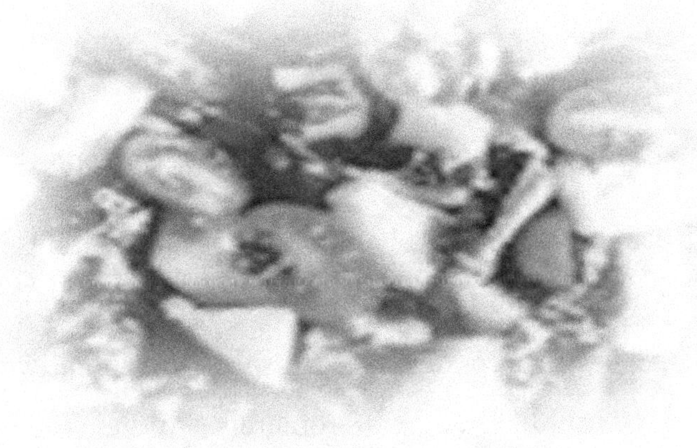

Ein umfassender Leitfaden für gesunde und köstliche Rezepte, um die Fettleber umzukehren, die Langlebigkeit zu fördern und die Vitalität wiederzuerlangen

David T. Salcedo

WIE MAN DIESES KOCHBUCH BENUTZT

1. Verstehen Sie die Prinzipien

- Beginnen Sie mit der Lektüre der einleitenden Abschnitte des Kochbuchs, um ein Verständnis für die Prinzipien der Behandlung von Fettlebererkrankungen durch Ernährung zu erlangen.

- Machen Sie sich mit den Grundlagen der Ernährung für die Gesundheit der Leber vertraut, einschließlich der Lebensmittel, die Sie einbeziehen und vermeiden sollten, der Portionskontrolle und des Essenszeitplans.

2. Entdecken Sie die Rezepte

- Nehmen Sie sich Zeit, um durch die Rezeptabschnitte des Kochbuchs zu stöbern und achten Sie dabei auf die Vielfalt der angebotenen Gerichte.

- Beachten Sie die verschiedenen Kategorien wie Frühstück, Mittagessen, Abendessen, Snacks und Desserts, um Ihre Mahlzeiten entsprechend zu planen.

3. Planen Sie Ihre Mahlzeiten

- Verwenden Sie das Kochbuch als Leitfaden, um Ihre Mahlzeiten für die kommende Woche zu planen. Erwägen Sie, eine Vielzahl von Rezepten zu integrieren, um eine ausgewogene Ernährung zu gewährleisten.

- Notieren Sie sich alle Zutaten, die Sie kaufen müssen, und erstellen Sie eine Einkaufsliste, um sicherzustellen, dass Sie alles zur Hand haben.

4. Experimentieren Sie mit neuen Geschmacksrichtungen

- Nutzen Sie die Gelegenheit, neue Geschmacksrichtungen und Zutaten auszuprobieren, die für die Gesundheit der Leber von Vorteil sind.

- Scheuen Sie sich nicht, mit Kräutern, Gewürzen und Gewürzen zu experimentieren, um den Geschmack Ihrer Gerichte zu verbessern, ohne sich auf übermäßiges Salz oder Zucker zu verlassen.

5. Befolgen Sie die Rezepte sorgfältig

- Befolgen Sie beim Kochen sorgfältig die Rezepte im Kochbuch und achten Sie auf Maße, Garzeiten und Techniken.

- Notieren Sie sich alle Änderungen oder Substitutionen, die im Kochbuch empfohlen werden, um diätetischen Vorlieben oder Einschränkungen Rechnung zu tragen.

6. Leberfreundliche Inhaltsstoffe einbauen

- Achten Sie darauf, leberfreundliche Zutaten wie magere Proteine, Vollkornprodukte, Obst, Gemüse, Nüsse, Samen und gesunde Fette in Ihre Mahlzeiten aufzunehmen.

- Experimentieren Sie mit verschiedenen Kombinationen von Zutaten, um sättigende und nahrhafte Mahlzeiten zuzubereiten, die die Gesundheit der Leber unterstützen.

7. Überwachen Sie die Portionsgrößen

- Achten Sie auf die Portionsgrößen und Portionsempfehlungen im Kochbuch, um übermäßiges Essen zu vermeiden und das Gewichtsmanagement zu fördern.

- Verwenden Sie visuelle Hinweise, wie z. B. Messbecher und -teller, um die richtigen Portionsgrößen abzuschätzen.

8. Hören Sie auf Ihren Körper

- Achte darauf, wie dein Körper auf die Mahlzeiten reagiert, die du mit dem Kochbuch zubereitest.

- Bemerken Sie Veränderungen des Energieniveaus, der Verdauung oder des allgemeinen Wohlbefindens und passen Sie Ihre Ernährung entsprechend Ihren individuellen Bedürfnissen an.

9. Behalten Sie den Überblick über den Fortschritt

- Führe ein Tagebuch oder Ernährungstagebuch, um deine Mahlzeiten, Portionsgrößen und Veränderungen der Symptome oder Gesundheitsmarker im Laufe der Zeit zu verfolgen.

- Verwenden Sie diese Informationen, um die Wirksamkeit der Rezepte des Kochbuchs zu beurteilen und gegebenenfalls Anpassungen an Ihrem Ernährungsplan vorzunehmen.

10. Holen Sie sich Unterstützung und Anleitung

- Zögern Sie nicht, sich an medizinisches Fachpersonal oder registrierte Ernährungsberater zu wenden, um zusätzliche Unterstützung und Anleitung zur Behandlung von Fettlebererkrankungen zu erhalten.

INHALTSVERZEICHNIS

EINLEITUNG

Alex war Mitte vierzig, widmete sich seiner Karriere, hatte aber zunehmend mit seiner Gesundheit zu kämpfen. Routineuntersuchungen ergaben eine besorgniserregende Diagnose: Fettlebererkrankung.

Alex war verblüfft über die Nachricht. Ihm war nicht bewusst, wie sich sein hektischer Lebensstil und seine Mahlzeiten unterwegs im Stillen auf seine Gesundheit ausgewirkt hatten. Entschlossen, die Kontrolle über sein Wohlbefinden zu übernehmen, begab er sich auf eine Reise, um seinen Zustand durch Ernährungs- und Lebensstiländerungen in den Griff zu bekommen.

Unter der Anleitung seines Arztes und sorgfältiger Forschung begann Alex seine Verwandlung. Er renovierte seine Küche und verabschiedete sich von verarbeiteten Lebensmitteln und zuckerhaltigen Leckereien. Stattdessen war seine Speisekammer randvoll mit Vollkornprodukten, mageren Proteinen und einer Reihe von buntem Obst und Gemüse.

Jeden Morgen begrüßte Alex den Tag mit einem nahrhaften Frühstück und genoss Haferflocken mit frischen Beeren oder einen grünen Smoothie mit Blattgemüse und Antioxidantien. Vorbei waren die Zeiten, in denen Kaffee und Gebäck unterwegs gehetzt wurden. Er genoss nun jeden Bissen achtsam, da er wusste, dass er seinen Körper von innen heraus nährte.

Er entdeckte die Freude an hausgemachten Suppen und Eintöpfen, die vor Geschmack köcheln und voller Nährstoffe sind, um seine Lebergesundheit zu unterstützen.

Das Abendessen wurde zu einem kulinarischen Abenteuer, bei dem Alex mit gesunden Rezepten aus der ganzen Welt experimentierte. Er genoss herzhafte Pfannengerichte mit buntem Gemüse, schmackhafte Fischgerichte mit Kräutern und Gewürzen und wohltuende Vollkornnudeln mit nährstoffreichen Saucen.

Snacks verwandelten sich vom gedankenlosen Mampfen in eine gezielte Energieversorgung. Alex bewahrte einen Vorrat an Nüssen und Samen für einen schnellen Energieschub auf, gönnte sich knusprige Gemüsesticks mit Hummus und genoss gelegentlich ein Stück dunkle Schokolade für einen sättigenden Leckerbissen.

Als aus Wochen Monate wurden, trug Alex' Hingabe an seinen neuen Lebensstil Früchte. Sein Energieniveau schoss in die Höhe, seine Taille wurde schlanker und vor allem verbesserte sich seine Leberfunktion. Routineuntersuchungen brachten ermutigende Neuigkeiten, und sein Arzt lobte seine Fortschritte und sein Engagement für seine Gesundheit.

Aber bei Alex' Reise ging es nicht nur um körperliche Veränderungen. Es war eine ganzheitliche Transformation. Er fand Freude an den einfachen Freuden des Kochens und des gemeinsamen Essens mit seinen Lieben. Er entdeckte den tiefen Zusammenhang zwischen der Ernährung seines Körpers und der Pflege seiner Seele.

Durch Fleiß, Entschlossenheit und eine neu entdeckte Wertschätzung für ein gesundes Leben hat Alex nicht nur seine Fettlebererkrankung in den Griff bekommen, sondern auch gediehen. Seine Geschichte diente als Inspiration für andere, die mit ähnlichen gesundheitlichen Herausforderungen konfrontiert waren, und zeigte ihnen, dass mit der richtigen Einstellung und einer Gabel voll Entschlossenheit alles möglich ist.

WAS IST EINE FETTLEBERERKRANKUNG?

Die Fettlebererkrankung, auch bekannt als Lebersteatose, ist eine Erkrankung, die durch die Ansammlung von Fett in den Leberzellen gekennzeichnet ist. Diese Fettansammlung kann die Leberfunktion beeinträchtigen und unbehandelt zu verschiedenen gesundheitlichen Komplikationen führen.

Arten von Fettlebererkrankungen

Es gibt zwei Haupttypen von Fettlebererkrankungen

1. **Nicht-alkoholische Fettlebererkrankung (NAFLD):** Diese Art von Fettlebererkrankung tritt bei Personen auf, die wenig bis gar keinen Alkohol konsumieren. Es wird häufig mit Fettleibigkeit, Insulinresistenz und metabolischem Syndrom in Verbindung gebracht.

2. **Alkoholische Fettlebererkrankung (AFLD):** AFLD entwickelt sich bei Personen, die im Laufe der Zeit übermäßige Mengen Alkohol konsumieren. Der Konsum von Alkohol führt zu einer Fettansammlung in der Leber, die zu schwereren Erkrankungen wie alkoholischer Hepatitis und Leberzirrhose führen kann.

Ursachen und Risikofaktoren

Zu den Ursachen und Risikofaktoren einer Fettlebererkrankung gehören:

- **Fettleibigkeit**: Übergewicht, insbesondere abdominale Fettleibigkeit, erhöht das Risiko, an einer Fettlebererkrankung zu erkranken.

- **Insulinresistenz**: Insulinresistenz, ein Zustand, bei dem die Körperzellen nicht effektiv auf Insulin reagieren, ist stark mit der Entwicklung von NAFLD verbunden.

- **Typ-2-Diabetes**: Menschen mit Typ-2-Diabetes haben ein erhöhtes Risiko, an einer Fettleber zu erkranken.

- **Hoher Cholesterin- und Triglyceridspiegel: Erhöhte Cholesterin- und Triglyceridspiegel im Blut können zur Ansammlung von Fett in der Leber beitragen.**

- **Schlechte Ernährung**: Der Verzehr einer Ernährung, die reich an raffinierten Kohlenhydraten,

Zucker und gesättigten Fetten ist, kann die Entwicklung einer Fettlebererkrankung fördern.

- **Bewegungsmangel**: Mangelnde körperliche Aktivität ist ein bedeutender Risikofaktor für eine Fettlebererkrankung.

- **Alkoholkonsum**: Übermäßiger Alkoholkonsum ist eine der Hauptursachen für AFLD.

- **Genetik**: Bestimmte genetische Faktoren können Personen für eine Fettlebererkrankung prädisponieren.

Symptome und Diagnose

Eine Fettlebererkrankung verursacht im Frühstadium möglicherweise keine spürbaren Symptome. Im weiteren Verlauf der Erkrankung kann es jedoch zu Folgendem kommen:

- Ermüdung

- Schwäche

- Bauchbeschwerden oder Schmerzen in der rechten oberen Seite

- Vergrößerte Leber

- Erhöhte Leberenzyme in Blutuntersuchungen

- Erhöhte Leberfettwerte, die in bildgebenden Verfahren wie Ultraschall oder MRT festgestellt werden

- Eine Leberbiopsie kann durchgeführt werden, um die Diagnose zu bestätigen und den Schweregrad der Erkrankung zu beurteilen.

BEDEUTUNG DER ERNÄHRUNG BEI DER BEHANDLUNG VON FETTLEBERERKRANKUNGEN

Die Bedeutung der Ernährung bei der Behandlung von Fettlebererkrankungen kann nicht hoch genug eingeschätzt werden. Die Ernährung spielt eine entscheidende Rolle bei der Entwicklung, dem Fortschreiten und der Behandlung von Fettlebererkrankungen, unabhängig davon, ob es sich um eine nicht-alkoholische Fettlebererkrankung (NAFLD) oder eine alkoholische Fettlebererkrankung (AFLD) handelt. Eine Ernährungsumstellung kann die Lebergesundheit erheblich verbessern, die Ansammlung von Leberfett reduzieren und Komplikationen im Zusammenhang mit einer Fettlebererkrankung verhindern. Hier ist ein ausführlicher Blick darauf, warum die Ernährung für die Behandlung der Fettleber unerlässlich ist:

1. Kontrolle des Gewichts

- Übergewicht, insbesondere viszerales Fett um den Bauch, ist ein erheblicher Risikofaktor für eine Fettlebererkrankung.

- Eine ausgewogene Ernährung, die sich auf die Reduzierung der Kalorienaufnahme und die Förderung der Gewichtsabnahme konzentriert, kann dazu beitragen, die Ansammlung von Leberfett zu verringern und die Leberfunktion zu verbessern.

- Die Aufnahme von Vollwertkost, mageren Proteinen und ballaststoffreichem Obst und Gemüse kann bei der Gewichtskontrolle helfen und weitere Leberschäden verhindern.

2. Regulierung der Insulinsensitivität

- Insulinresistenz, ein Zustand, bei dem Zellen gegen die Wirkung von Insulin resistent werden, ist eng mit der Entwicklung von NAFLD verbunden.

- Der Verzehr einer Ernährung, die reich an raffinierten Kohlenhydraten und Zucker ist, kann die Insulinresistenz verschlimmern und die Fettablagerung in der Leber fördern.

- Eine Ernährung, die komplexe Kohlenhydrate, Lebensmittel mit niedrigem glykämischen Index und eine moderate Proteinzufuhr betont, kann dazu beitragen, die Insulinsensitivität zu verbessern und die Ansammlung von Leberfett zu verhindern.

3. Ausgewogene Makronährstoffe

- Die Zusammensetzung der Makronährstoffe in der Ernährung, einschließlich Kohlenhydrate, Proteine und Fette, kann sich auf die Gesundheit der Leber auswirken.

- Der Verzehr übermäßiger Mengen an gesättigten Fetten, Transfetten und Cholesterin kann zur Ansammlung und Entzündung von Leberfett beitragen.

- Die Entscheidung für gesunde Fette wie einfach und mehrfach ungesättigte Fette, die in Nüssen, Samen, Avocados und fettem Fisch enthalten sind, kann die Gesundheit der Leber fördern und Entzündungen reduzieren.

- Ein ausgewogenes Verhältnis von Makronährstoffen mit einem Fokus auf Vollwertkost und die Begrenzung verarbeiteter Lebensmittel kann die Leberfunktion unterstützen und weitere Schäden verhindern.

4. Reduzierung des Leberfettgehalts

- Eine Ernährungsumstellung kann die Menge an Fett, die in der Leber gespeichert ist, direkt beeinflussen.

- Eine Ernährung mit wenig Zuckerzusatz, raffinierten Kohlenhydraten und gesättigten Fetten kann dazu beitragen, den Leberfettgehalt zu senken und den Leberenzymspiegel zu verbessern.

- Die Aufnahme von Lebensmitteln, die reich an Antioxidantien, Vitaminen und Mineralien sind, wie Obst, Gemüse und Vollkornprodukte, kann die Leber vor oxidativem Stress und Entzündungen schützen.

5. Umgang mit dem metabolischen Syndrom

- Die Fettlebererkrankung ist oft mit dem metabolischen Syndrom verbunden, einer Gruppe von Erkrankungen wie Fettleibigkeit, Insulinresistenz, Bluthochdruck und Fettstoffwechselstörungen.

- Eine Ernährung, die sich mit zugrunde liegenden Stoffwechselanomalien befasst, kann dazu beitragen, das metabolische Syndrom zu behandeln und die Gesundheit der Leber zu verbessern.

- Die Betonung vollwertiger, nährstoffreicher Lebensmittel und die Minimierung von verarbeiteten Lebensmitteln, zuckerhaltigen Getränken und fettreichen Snacks kann metabolische Risikofaktoren mindern und die allgemeine Gesundheit unterstützen.

6. Vorbeugung alkoholbedingter Leberschäden

- Für Personen mit AFLD ist es wichtig, den Alkoholkonsum zu reduzieren oder zu eliminieren, um weitere Leberschäden zu verhindern.

- Eine ausgewogene Ernährung, die reich an Vitaminen, Mineralien und Antioxidantien ist, kann die Leberfunktion unterstützen und geschädigte Leberzellen reparieren.

ESSENTIELLE NÄHRSTOFFE FÜR DIE GESUNDHEIT DER LEBER

Die Sicherstellung einer ausreichenden Zufuhr von essentiellen Nährstoffen ist von größter Bedeutung, um die Gesundheit der Leber zu erhalten und ihre verschiedenen Funktionen zu unterstützen. Die Leber ist ein lebenswichtiges Organ, das für den Stoffwechsel von Nährstoffen, die Entgiftung von Schadstoffen, die Produktion von Galle für die Verdauung und die Regulierung des Stoffwechsels verantwortlich ist. Hier ist ein ausführlicher Blick auf die essentiellen Nährstoffe, die für die Gesundheit der Leber entscheidend sind:

1. Eiweiß

- Protein ist für die Leberfunktion unerlässlich, da es Aminosäuren liefert, die für die Synthese und Reparatur von Leberzellen notwendig sind.

- Entscheiden Sie sich für magere Proteinquellen wie Geflügel, Fisch, Eier, Hülsenfrüchte, Tofu und fettarme Milchprodukte.

- Streben Sie eine ausgewogene Proteinzufuhr über den Tag verteilt an, um die Regeneration und Reparatur der Leber zu unterstützen.

2. Gesunde Fette

- Gesunde Fette, einschließlich einfach und mehrfach ungesättigter Fette, sind vorteilhaft für die Gesundheit der Leber.

- Omega-3-Fettsäuren, die in fettem Fisch wie Lachs, Makrele und Sardinen enthalten sind, haben entzündungshemmende Eigenschaften und können helfen, Leberentzündungen zu reduzieren.

- Nehmen Sie pflanzliche Quellen für gesunde Fette wie Avocados, Nüsse, Samen und Olivenöl in Ihre Ernährung auf, um die Gesundheit der Leber zu fördern.

3. Ballaststoffe

- Ballaststoffe spielen eine entscheidende Rolle bei der Förderung der Lebergesundheit, indem sie die Verdauung unterstützen und die Darmgesundheit unterstützen.

- Lösliche Ballaststoffe helfen, den Cholesterinspiegel zu regulieren und können das Risiko einer Fettlebererkrankung verringern.

- Nehmen Sie ballaststoffreiche Lebensmittel wie Obst, Gemüse, Vollkornprodukte, Hülsenfrüchte und Nüsse in Ihre Ernährung auf, um eine optimale Leberfunktion zu unterstützen.

4. Antioxidantien

- Antioxidantien schützen die Leberzellen vor oxidativem Stress und Entzündungen, die durch freie Radikale verursacht werden.

- Vitamin E, das in Nüssen, Samen und grünem Blattgemüse enthalten ist, ist ein starkes Antioxidans, das helfen kann, Leberschäden zu reduzieren.

- Vitamin C, reich an Zitrusfrüchten, Beeren und Paprika, unterstützt die Entgiftung der Leber und die Immunfunktion.

- Beta-Carotin, das in Karotten, Süßkartoffeln und Spinat enthalten ist, wird im Körper in Vitamin A umgewandelt und spielt eine Rolle für die Gesundheit der Leber.

- Nehmen Sie eine Vielzahl von buntem Obst und Gemüse in Ihre Ernährung auf, um eine Vielzahl von Antioxidantien zu gewährleisten.

5. B-Vitamine

- B-Vitamine sind essentiell für den Energiestoffwechsel, die Leberentgiftung und die Synthese von Leberenzymen.

- Vitamin B12, das in tierischen Produkten wie Fleisch, Fisch, Eiern und Milchprodukten enthalten ist, ist entscheidend für die Leberfunktion und die Gesundheit der Nerven.

- Folat (Vitamin B9) und Vitamin B6 sind am Aminosäurestoffwechsel beteiligt und können dazu beitragen, das Risiko von Lebererkrankungen zu verringern.

- Integrieren Sie B-Vitaminquellen wie grünes Blattgemüse, Vollkornprodukte, Hülsenfrüchte und angereicherte Lebensmittel in Ihre Ernährung.

6. Mineralien

- Mineralien wie Zink, Selen und Magnesium sind wichtig für die Gesundheit und Funktion der Leber.

- Zink spielt eine Rolle bei der Immunfunktion, der Wundheilung und der Leberregeneration. Gute Quellen sind Fleisch, Schalentiere, Nüsse, Samen und Vollkornprodukte.

- Selen ist ein antioxidatives Mineral, das die Entgiftungsprozesse der Leber unterstützt. Paranüsse, Meeresfrüchte und Vollkornprodukte sind reiche Selenquellen.

- Magnesium ist an über 300 enzymatischen Reaktionen im Körper beteiligt, einschließlich solcher, die mit der Leberfunktion zusammenhängen. Nehmen Sie magnesiumreiche Lebensmittel wie grünes Blattgemüse, Nüsse, Samen und Vollkornprodukte in Ihre Ernährung auf.

7. Wasser

- Eine ausreichende Flüssigkeitszufuhr ist für die Gesundheit der Leber unerlässlich, da Wasser hilft, Giftstoffe aus dem Körper zu spülen und die Leberfunktion zu unterstützen.

LEBENSMITTEL, DIE SIE EINBEZIEHEN SOLLTEN, UND LEBENSMITTEL, DIE SIE VERMEIDEN SOLLTEN

Zu verpfändende Lebensmittel

Die Aufnahme nährstoffreicher, leberfreundlicher Lebensmittel in Ihre Ernährung ist für die Behandlung von Fettlebererkrankungen und die Förderung der allgemeinen Lebergesundheit unerlässlich. Diese Lebensmittel liefern essentielle Nährstoffe, Antioxidantien und entzündungshemmende Verbindungen, die die Leberfunktion unterstützen, bei der Leberentgiftung helfen und die Ansammlung von Leberfett reduzieren. Hier ist eine umfangreiche Liste von Lebensmitteln, die Sie in Ihre Ernährung aufnehmen sollten:

1. Früchte

- Beeren: Heidelbeeren, Erdbeeren, Himbeeren und Brombeeren sind reich an Antioxidantien, Vitaminen und Ballaststoffen, die die Gesundheit der Leber unterstützen und Entzündungen reduzieren.

- Zitrusfrüchte: Orangen, Grapefruits, Zitronen und Limetten sind reich an Vitamin C, das bei der

Entgiftung der Leber hilft und die Immunfunktion stärkt.

- Äpfel: Äpfel sind reich an Ballaststoffen und Antioxidantien, einschließlich Flavonoiden und Polyphenolen, die die Gesundheit der Leber unterstützen und den Cholesterinspiegel regulieren.

2. Gemüse

- Blattgemüse: Spinat, Grünkohl, Kohl und Mangold sind vollgepackt mit Vitaminen, Mineralien und Antioxidantien, die die Entgiftung der Leber unterstützen und Entzündungen reduzieren.

- Kreuzblütler: Brokkoli, Rosenkohl, Kohl und Blumenkohl enthalten Verbindungen wie Sulforaphan und Glucosinolate, die die Gesundheit der Leber fördern und vor Leberschäden schützen.

- Buntes Gemüse: Paprika, Karotten, Rüben und Süßkartoffeln sind reich an Antioxidantien, Vitaminen und Ballaststoffen, die die Leberfunktion unterstützen und oxidativen Stress reduzieren.

3. Vollkornprodukte

- Vollkornprodukte wie Hafer, Quinoa, brauner Reis, Gerste und Bulgur sind reich an Ballaststoffen, Vitaminen und Mineralien, die die Gesundheit der Leber unterstützen und den Blutzuckerspiegel regulieren.

- Bevorzugen Sie Vollkornprodukte gegenüber raffiniertem Getreide, um das Risiko einer Insulinresistenz zu verringern und das Gewichtsmanagement zu fördern.

4. Magere Proteine

- Geflügel: Hähnchenbrust und Truthahn ohne Haut sind ausgezeichnete Quellen für mageres Protein, das das Muskelwachstum und die Muskelreparatur unterstützt, ohne überschüssiges gesättigtes Fett hinzuzufügen.

- Fisch: Fetter Fisch wie Lachs, Makrele, Forelle und Sardinen sind reich an Omega-3-Fettsäuren, die Entzündungen reduzieren und die Gesundheit der Leber unterstützen.

- Pflanzliche Proteine: Hülsenfrüchte, Tofu, Tempeh und Edamame sind reich an Proteinen und

Ballaststoffen und können hervorragende Alternativen zu tierischen Proteinen sein.

5. Gesunde Fette

- Avocado: Avocado ist reich an einfach ungesättigten Fetten, Ballaststoffen und Antioxidantien, die die Herzgesundheit unterstützen und die Leberfunktion fördern.

- Nüsse und Samen: Mandeln, Walnüsse, Chiasamen und Leinsamen sind reich an gesunden Fetten, Ballaststoffen und Antioxidantien, die die Gesundheit der Leber unterstützen und Entzündungen reduzieren.

- Olivenöl: Natives Olivenöl extra ist reich an einfach ungesättigten Fetten und Antioxidantien, die vor Leberschäden schützen und das Risiko einer Fettlebererkrankung verringern.

6. Milchprodukte und Milchalternativen

- Fettarme Milchprodukte: Magermilch, Joghurt und Käse sind ausgezeichnete Quellen für Protein,

Kalzium und Vitamin D, die die Knochengesundheit und die Muskelfunktion unterstützen.

- Milchalternativen: Ungesüßte Mandelmilch, Sojamilch und Kokosjoghurt sind milchfreie Optionen, die wichtige Nährstoffe liefern und Laktoseintoleranz unterstützen.

7. Kräuter, Gewürze und Gewürze

- Kurkuma: Kurkuma enthält Curcumin, eine starke entzündungshemmende Verbindung, die die Gesundheit der Leber unterstützt und oxidativen Stress reduziert.

- Knoblauch: Knoblauch enthält Schwefelverbindungen, die die Entgiftung der Leber unterstützen und Entzündungen reduzieren.

- Ingwer: Ingwer hat entzündungshemmende und antioxidative Eigenschaften, die die Gesundheit der Verdauung unterstützen und Übelkeit reduzieren.

8. Getränke

- Wasser: Eine ausreichende Flüssigkeitszufuhr ist für die Gesundheit der Leber unerlässlich, da Wasser die

Entgiftung der Leber unterstützt und hilft, Giftstoffe aus dem Körper zu spülen.

- Grüner Tee: Grüner Tee enthält Catechine, Antioxidantien, die die Gesundheit der Leber unterstützen und Entzündungen reduzieren.

- Kräutertee: Kräutertees wie Löwenzahnwurzeltee, Mariendisteltee und Pfefferminztee unterstützen die Entgiftung der Leber und fördern die Verdauung.

Zu vermeidende Lebensmittel

Für Menschen mit einer Fettlebererkrankung ist es wichtig, bestimmte Lebensmittel und Getränke zu vermeiden, die Leberschäden verschlimmern, Entzündungen fördern und zum Fortschreiten der Erkrankung beitragen können. Hier ist eine umfassende Liste von Lebensmitteln, die Sie vermeiden sollten:

1. Zuckerhaltige Lebensmittel und Getränke

- Lebensmittel mit hohem Zuckerzusatz, wie Süßigkeiten, Gebäck, Kuchen, Kekse und gesüßte Getränke, sollten eingeschränkt oder vermieden werden.

- Zuckerhaltige Getränke wie Limonade, Fruchtsäfte, Energydrinks und gesüßte Tees können zur Ansammlung von Leberfett und Insulinresistenz beitragen.

2. Raffinierte Kohlenhydrate

- Raffinierte Kohlenhydrate, einschließlich Weißbrot, weißer Reis, Nudeln und verarbeitetes Getreide, haben einen hohen glykämischen Index und können den Blutzuckerspiegel in die Höhe treiben.

- Diese Lebensmittel können zur Insulinresistenz beitragen und die Fettablagerung in der Leber fördern.

3. Gesättigte Fette und Transfette

- Lebensmittel mit hohem Gehalt an gesättigten Fetten, wie fetthaltiges Fleisch, Vollfettmilchprodukte, Butter und frittierte Lebensmittel, sollten begrenzt werden.

- Transfette, die in teilweise gehärteten Ölen und vielen verarbeiteten und verpackten Lebensmitteln enthalten sind, sind besonders schädlich für die Gesundheit der Leber und sollten ganz vermieden werden.

4. Fettreiche verarbeitete Lebensmittel

- Verarbeitete Lebensmittel wie Fast Food, Fertiggerichte, Tiefkühlgerichte und verpackte Snacks enthalten oft hohe Mengen an ungesunden Fetten, Natrium und Zusatzstoffen.

- Diese Lebensmittel können zu Gewichtszunahme, Entzündungen und Leberschäden beitragen und sollten in der Ernährung minimiert werden.

5. Übermäßiger Alkoholkonsum

- Alkohol ist eine der Hauptursachen für Leberschäden und sollte von Personen mit Fettlebererkrankung vermieden oder in Maßen konsumiert werden.

- Übermäßiger Alkoholkonsum kann Leberentzündungen verschlimmern, zu einer alkoholischen Fettlebererkrankung (AFLD) führen und das Risiko für Leberzirrhose und Leberkrebs erhöhen.

6. Lebensmittel mit hohem Natriumgehalt

- Lebensmittel mit hohem Natriumgehalt, wie verarbeitetes Fleisch, Dosensuppen, salzige Snacks und Fast Food, können zu Flüssigkeitseinlagerungen und Leberentzündungen beitragen.

- Eine übermäßige Natriumaufnahme kann Leberschäden verschlimmern und das Risiko von

Komplikationen wie Aszites und hepatischer Enzephalopathie erhöhen.

7. Frittierte und fettige Lebensmittel

- Frittierte Lebensmittel wie Pommes frites, Kartoffelchips, gebratenes Hühnchen und gebratene Meeresfrüchte sind reich an ungesunden Fetten und Kalorien.

- Diese Lebensmittel können zu Gewichtszunahme, Insulinresistenz und Leberfettansammlung beitragen und sollten in der Ernährung eingeschränkt werden.

8. Rotes und verarbeitetes Fleisch

- Rotes Fleisch wie Rind-, Schweine- und Lammfleisch enthält einen hohen Anteil an gesättigten Fetten und Cholesterin und sollte in Maßen verzehrt werden.

- Verarbeitetes Fleisch wie Speck, Wurst, Hot Dogs und Wurstwaren enthalten oft zugesetztes Natrium, Nitrate und andere Konservierungsstoffe und sollten vermieden oder eingeschränkt werden.

9. Maissirup mit hohem Fruktosegehalt (HFCS)

- Lebensmittel und Getränke, die Maissirup mit hohem Fruktosegehalt enthalten, ein gängiger Süßstoff, der in vielen verarbeiteten Lebensmitteln enthalten ist, sollten vermieden werden.

- Maissirup mit hohem Fruktosegehalt wurde mit der Ansammlung von Leberfett, Insulinresistenz und dem metabolischen Syndrom in Verbindung gebracht.

10. Künstliche Süßstoffe und Zusatzstoffe

- Künstliche Süßstoffe, Konservierungsstoffe und Zusatzstoffe, die in vielen verarbeiteten und verpackten Lebensmitteln enthalten sind, können negative Auswirkungen auf die Lebergesundheit haben und sollten minimiert werden.

PORTIONSKONTROLLE UND TIMING DER MAHLZEITEN

Die Kontrolle der Portionen und das Timing der Mahlzeiten sind entscheidende Aspekte eines gesunden Essverhaltens, insbesondere für Personen, die mit einer Fettlebererkrankung zu kämpfen haben. Diese Strategien können helfen, den Blutzuckerspiegel zu regulieren, übermäßiges Essen zu verhindern, das Gewichtsmanagement zu fördern und die Gesundheit der Leber zu unterstützen. Hier ist ein ausführlicher Blick auf die Portionskontrolle und das Timing der Mahlzeiten:

1. Portionskontrolle

Grundlegendes zu Portionsgrößen

- Portionsgrößen beziehen sich auf die Menge an Lebensmitteln, die in einer Sitzung konsumiert werden, und spielen eine wichtige Rolle bei der Steuerung der Kalorienzufuhr.

- Machen Sie sich mit den empfohlenen Portionsgrößen für verschiedene Lebensmittelgruppen wie Obst, Gemüse, Proteine, Getreide und Fette vertraut.

- Verwenden Sie visuelle Hinweise wie Messbecher, Lebensmittelwaagen und Portionskontrollteller, um geeignete Portionsgrößen abzuschätzen.

Ausgewogene Makronährstoffe

- Versuchen Sie, ein ausgewogenes Verhältnis von Makronährstoffen (Proteine, Kohlenhydrate und Fette) in jede Mahlzeit aufzunehmen, um das Sättigungsgefühl zu fördern und essentielle Nährstoffe bereitzustellen.

- Weisen Sie geeignete Portionen jedes Makronährstoffs auf der Grundlage der individuellen Ernährungsbedürfnisse und -vorlieben zu.

- Konzentriere dich auf den Verzehr hochwertiger, nährstoffreicher Lebensmittel, die ein ausgewogenes Verhältnis von Proteinen, gesunden Fetten und komplexen Kohlenhydraten bieten.

Achtsames Essen

- Üben Sie achtsame Esstechniken, um das Bewusstsein für Hunger- und Sättigungssignale zu schärfen und übermäßiges Essen zu verhindern.

- Essen Sie langsam, kauen Sie das Essen gründlich und genießen Sie jeden Bissen, damit die Sättigungssignale das Gehirn erreichen können.

- Achten Sie auf Hunger- und Sättigungsgefühle und hören Sie auf zu essen, wenn Sie sich satt und nicht übermäßig satt fühlen.

Tipps zur Portionskontrolle

- Verwenden Sie kleinere Teller und Schüsseln, um die Portionsgrößen zu kontrollieren und übermäßiges Essen zu vermeiden.

- Teilen Sie große Mahlzeiten in kleinere, überschaubarere Portionen auf, um zu vermeiden, dass Sie zu viele Kalorien auf einmal zu sich nehmen.

- Portionieren Sie Snacks und Mahlzeiten in einzelne Portionen, um gedankenloses Essen zu verhindern und die Portionskontrolle zu fördern.

- Achten Sie auf die Portionsgrößen, wenn Sie in Restaurants essen, und erwägen Sie, Mahlzeiten zu teilen oder nach halben Portionen zu fragen.

2. Zeitpunkt der Mahlzeiten

Ausgewogene Häufigkeit der Mahlzeiten

- Versuchen Sie, den ganzen Tag über regelmäßige, ausgewogene Mahlzeiten zu sich zu nehmen, um den Blutzuckerspiegel zu regulieren und eine stetige Energiequelle zu schaffen.

- Entscheiden Sie sich für drei Hauptmahlzeiten (Frühstück, Mittag- und Abendessen) und nehmen Sie bei Bedarf nahrhafte Snacks zu sich, um Hunger vorzubeugen und das Energieniveau aufrechtzuerhalten.

Konsistentes Essenstiming

- Legen Sie einen konsistenten Essensplan fest, indem Sie Mahlzeiten und Snacks jeden Tag ungefähr zur gleichen Zeit zu sich nehmen.

- Ein konsistentes Essenstiming kann dazu beitragen, den Appetit zu regulieren, die Verdauung zu verbessern und die allgemeine Stoffwechselgesundheit zu unterstützen.

Pre- und Post-Workout-Ernährung

- Nehmen Sie vor dem Training eine ausgewogene Mahlzeit oder einen Snack mit Kohlenhydraten und Proteinen zu sich, um das Training zu fördern und die Muskelregeneration zu unterstützen.

- Tanken Sie mit einer Mahlzeit oder einem Snack nach dem Training auf, der Protein und Kohlenhydrate enthält, um die Glykogenspeicher wieder aufzufüllen und die Muskelreparatur und das Muskelwachstum zu fördern.

Timing der Mahlzeiten rund um die Einnahme von Medikamenten

- Wenn Sie Medikamente einnehmen, die eine Nahrungsaufnahme erfordern, koordinieren Sie den Zeitpunkt der Mahlzeiten mit den Medikamentenplänen, um die Absorption und Wirksamkeit zu optimieren.

- Wenden Sie sich an Ihren Arzt oder Apotheker, um Ratschläge zum richtigen Timing von Mahlzeiten und Medikamenten zu erhalten.

Zeitpunkt des Abendessens

- Versuchen Sie, Ihre letzte Mahlzeit oder Ihren letzten Snack mindestens zwei bis drei Stunden vor dem Schlafengehen zu sich zu nehmen, um die Verdauung zu ermöglichen und nächtlichen Reflux oder Beschwerden zu vermeiden.

- Wählen Sie leichtere, nährstoffreiche Lebensmittel für das Abendessen, um einen erholsamen Schlaf zu fördern und die Erholung über Nacht zu unterstützen.

Tipps zum Timing der Mahlzeiten

- Planen Sie Mahlzeiten und Snacks im Voraus, um eine ausgewogene Ernährung zu gewährleisten und impulsives Essen zu verhindern.

- Hören Sie auf die Hunger- und Sättigungssignale Ihres Körpers und essen Sie, wenn Sie sich hungrig fühlen, anstatt nach einem strengen Zeitplan.

Aufstocken: Vorratskammer Essentials

Eine gut gefüllte Speisekammer ist unerlässlich, um nahrhafte Mahlzeiten zuzubereiten, die die Gesundheit der Leber unterstützen. Hier sind einige fettleberfreundliche Vorratskammer-Essentials, die Sie zur Hand haben sollten:

Vollkornprodukte: Entscheiden Sie sich für Vollkornprodukte wie braunen Reis, Quinoa, Hafer, Gerste und Vollkornnudeln. Diese liefern Ballaststoffe und komplexe Kohlenhydrate, die das Sättigungsgefühl fördern und den Blutzuckerspiegel regulieren.

Hülsenfrüchte: Decken Sie sich mit einer Vielzahl von Hülsenfrüchten ein, darunter Linsen, Kichererbsen, schwarze Bohnen und Kidneybohnen. Hülsenfrüchte sind reich an Proteinen, Ballaststoffen und Antioxidantien, die die Gesundheit der Leber unterstützen und den Blutzuckerspiegel regulieren.

Gesunde Fette: Wählen Sie gesunde Fette wie natives Olivenöl extra, Avocadoöl und Kokosöl zum Kochen und Dressing. Diese Fette enthalten einfach und mehrfach ungesättigte Fette, die die Herzgesundheit unterstützen und Entzündungen reduzieren.

Nüsse und Samen: Halten Sie eine Auswahl an Nüssen und Samen wie Mandeln, Walnüsse, Chiasamen und Leinsamen zum Naschen und Kochen bereit. Diese sind reich an Omega-3-Fettsäuren, Ballaststoffen und Antioxidantien, die die Gesundheit der Leber unterstützen.

Fischkonserven: Decken Sie sich mit Fischkonserven wie Lachs, Thunfisch und Sardinen ein, die reich an Omega-3-Fettsäuren und Proteinen sind. Dies können praktische Quellen für gesundes Protein für schnelle und einfache Mahlzeiten sein.

Kräuter und Gewürze: Halten Sie eine Vielzahl von Kräutern und Gewürzen bereit, um Ihren Gerichten Geschmack zu verleihen, ohne sich auf überschüssiges Salz oder Zucker zu verlassen. Optionen wie Kurkuma, Ingwer, Knoblauch, Zimt und Kreuzkümmel bieten antioxidative und entzündungshemmende Eigenschaften.

Natriumarme Brühe: Wählen Sie natriumarme Gemüse-, Hühner- oder Rinderbrühe, die Sie als Grundlage für Suppen, Eintöpfe und Saucen verwenden können. Dies sorgt für Geschmack, ohne übermäßiges Natrium hinzuzufügen, was zu Flüssigkeitseinlagerungen und Leberentzündungen beitragen kann.

Vollkornmehl: Verwenden Sie Vollkornmehle wie Vollkornmehl, Mandelmehl oder Kokosmehl zum Backen. Diese liefern Ballaststoffe und Nährstoffe und reduzieren gleichzeitig die glykämische Last von Backwaren.

Tomaten aus der Dose: Halten Sie gewürfelte oder zerdrückte Tomaten aus der Dose bereit, um sie als Basis für Soßen, Suppen und Eintöpfe zu verwenden. Tomaten sind reich an Lycopin, einem starken Antioxidans, das die Gesundheit der Leber unterstützt.

Unverzichtbare Küchenutensilien

Mit den richtigen Küchenutensilien kann die Zubereitung von Mahlzeiten einfacher und effizienter werden. Hier sind einige wichtige Werkzeuge für eine fettleberfreundliche Küche:

Kochmesser: Investiere in ein hochwertiges Kochmesser zum Hacken, Schneiden und Würfeln von Obst, Gemüse und Proteinen.

Schneidebrett: Verwenden Sie ein stabiles Schneidebrett, um Ihre Arbeitsplatten zu schützen und eine stabile Oberfläche für die Zubereitung von Speisen zu schaffen.

Gemüseschäler: Ein Gemüseschäler erleichtert das Schälen und Vorbereiten von Obst und Gemüse, reduziert Abfall und spart Zeit.

Messbecher und -löffel: Genaue Messungen sind entscheidend für die Portionskontrolle und die Konsistenz der Rezeptur. Halten Sie eine Reihe von Messbechern und Löffeln bereit, um die Zutaten genau abzumessen.

Rührschüsseln: Verwenden Sie Rührschüsseln in verschiedenen Größen zum Mischen, Rühren und Kombinieren von Zutaten beim Kochen und Backen.

Mixer oder Küchenmaschine: Ein Mixer oder eine Küchenmaschine ist nützlich für die Zubereitung von Smoothies, Saucen, Dips und Pürees. Entscheiden Sie sich für einen hochwertigen Mixer mit einem leistungsstarken Motor für ein reibungsloses und effizientes Mixen.

Backbleche und -formen: Decken Sie sich mit Backblechen, Kuchenformen, Muffinförmchen und

Kastenformen ein, um eine Vielzahl von gesunden Leckereien und Mahlzeiten zu backen.

Antihaft-Kochgeschirr: Investieren Sie in antihaftbeschichtetes Kochgeschirr, um den Bedarf an überschüssigem Öl und Fett beim Kochen zu reduzieren. Wählen Sie hochwertiges, PFOA-freies Kochgeschirr für sicheres und effizientes Kochen.

Aufbewahrungsbehälter: Verwenden Sie eine Vielzahl von Aufbewahrungsbehältern, darunter Glasgefäße, Plastikbehälter und wiederverwendbare Taschen, um Reste, Zutaten für die Zubereitung von Mahlzeiten und Grundnahrungsmitteln aufzubewahren.

Clevere Shopping-Tipps

Wenn Sie im Supermarkt kluge Entscheidungen treffen, können Sie Ihre Küche mit nahrhaften Lebensmitteln bestücken, die die Gesundheit der Leber unterstützen. Hier sind einige Tipps für intelligentes Einkaufen:

Planen Sie im Voraus: Bevor Sie in den Laden gehen, erstellen Sie eine Liste mit den Lebensmitteln und Zutaten, die Sie für die kommende Woche benötigen. Die Planung von Mahlzeiten und Snacks kann Ihnen helfen, organisiert zu bleiben und Impulskäufe zu vermeiden.

Kaufen Sie im Umkreis ein: Konzentrieren Sie sich darauf, im Umkreis des Lebensmittelgeschäfts einzukaufen, wo sich in der Regel frische Produkte, magere Proteine, Milchprodukte und Vollkornprodukte befinden. Dies kann Ihnen helfen, Ihren Einkaufswagen mit nährstoffreichen Lebensmitteln zu füllen und verarbeitete und verpackte Artikel zu vermeiden.

Etiketten lesen: Nehmen Sie sich die Zeit, Lebensmitteletiketten und Zutatenlisten zu lesen, um fundierte Entscheidungen über die Lebensmittel zu treffen, die Sie kaufen. Suchen Sie nach Produkten mit minimalem

Zuckerzusatz, Natrium und ungesunden Fetten und wählen Sie Optionen mit ganzen, erkennbaren Inhaltsstoffen.

Entscheiden Sie sich für Vollwertkost: Entscheiden Sie sich, wann immer möglich, für vollwertige, minimal verarbeitete Lebensmittel. Frisches Obst und Gemüse, Vollkornprodukte, magere Proteine und gesunde Fette sollten die Grundlage Ihrer Einkaufsliste bilden.

Kaufen Sie in großen Mengen: Erwägen Sie, bestimmte Grundnahrungsmittel wie Getreide, Hülsenfrüchte, Nüsse und Samen in großen Mengen zu kaufen, um Geld zu sparen und Verpackungsmüll zu reduzieren. Bewahren Sie lose Gegenstände in luftdichten Behältern auf, um die Frische zu erhalten.

Saisonal einkaufen: Nutzen Sie saisonale Produkte, um frisches, schmackhaftes Obst und Gemüse in vollen Zügen zu genießen. Saisonale Produkte sind oft erschwinglicher und können Abwechslung in Ihre Mahlzeiten bringen.

Begrenzen Sie Impulskäufe: Achten Sie auf Impulskäufe und halten Sie sich an Ihre Einkaufsliste, um den Kauf unnötiger Artikel zu vermeiden, die möglicherweise nicht mit Ihren Ernährungszielen übereinstimmen.

Suchen Sie nach Verkäufen und Rabatten: Suchen Sie nach Verkäufen, Rabatten und Gutscheinen, um Geld für Lebensmittel zu sparen, ohne die Qualität zu beeinträchtigen. Profitieren Sie von Werbeaktionen für Grundnahrungsmittel und decken Sie sich ein, wenn die Preise niedrig sind.

Ziehen Sie Online-Shopping in Betracht: Online-Lebensmitteleinkäufe können eine bequeme Option für vielbeschäftigte Personen oder Personen mit eingeschränktem Zugang zu Lebensmittelgeschäften sein. Viele Online-Händler bieten eine große Auswahl an gesunden Lebensmitteln und bequeme Liefer- oder Abholoptionen.

KAPITEL 1

Frühstücks-Rezepte

1. Avocado-Toast mit pochierten Eiern

Gesundheitliche Vorteile

- Avocado ist reich an einfach ungesättigten Fetten, die die Herzgesundheit unterstützen und Entzündungen in der Leber reduzieren.

- Eier liefern hochwertiges Eiweiß und essentielle Nährstoffe wie Vitamin D, die die Leberfunktion und -reparatur unterstützen.

Zutaten

- 2 Scheiben Vollkornbrot

- 1 reife Avocado

- 2 Eier

- Salz und Pfeffer nach Geschmack

- Optionale Toppings: geschnittene Tomaten, rote Paprikaflocken, gehackter Koriander

Art der Zubereitung

1. Die Vollkornbrotscheiben goldbraun rösten.

2. Während das Brot röstet, die reife Avocado in einer Schüssel mit einer Gabel glatt drücken. Mit Salz und Pfeffer abschmecken.

3. Eier pochieren: Einen Topf mit Wasser zum Köcheln bringen, dann die Eier vorsichtig in das Wasser geben und 3-4 Minuten kochen, bis das Eiweiß fest ist, das Eigelb aber noch flüssig ist.

4. Die zerdrückte Avocado gleichmäßig auf den gerösteten Brotscheiben verteilen.

5. Die pochierten Eier vorsichtig mit einem Schaumlöffel aus dem Wasser nehmen und auf jeden Avocado-Toast legen.

6. Nach Belieben mit Salz und Pfeffer würzen und nach Belieben mit optionalen Toppings belegen.

Nährwertangaben

- Kalorien: 350 kcal

- Eiweiß: 14g

- Fett: 22g

- Kohlenhydrate: 28g

- Ballaststoffe: 9g

- Zucker: 2g

Portionsgröße: 1 Portion (2 Avocado-Toasts mit je 1 pochiertem Ei)

Zubereitungszeit: 10 Minuten

Zubereitungszeit: 15 Minuten

2. Griechisches Joghurtparfait mit Beeren und Mandeln

Gesundheitliche Vorteile

- Griechischer Joghurt ist reich an Proteinen und Probiotika, die die Gesundheit der Verdauung und die Leberfunktion unterstützen.

- Beeren sind reich an Antioxidantien und Ballaststoffen, die helfen, Entzündungen zu reduzieren und die Entgiftung der Leber zu fördern.

- Mandeln liefern gesunde Fette und Vitamin E, die die Herzgesundheit unterstützen und oxidativen Stress in der Leber reduzieren.

Zutaten

- 1 Tasse griechischer Naturjoghurt

- 1/2 Tasse gemischte Beeren (z. B. Erdbeeren, Blaubeeren und Himbeeren)

- 2 EL Mandeln, gehackt

- 1 Esslöffel Honig oder Ahornsirup (optional)

Art der Zubereitung

1. In einem Servierglas oder einer Schüssel den griechischen Joghurt, die gemischten Beeren und die gehackten Mandeln schichten.

2. Nach Belieben mit Honig oder Ahornsirup beträufeln, um die Süße zu erhöhen.

3. Wiederholen Sie die Schichten, bis das Glas oder die Schüssel gefüllt ist.

4. Sofort servieren oder bis zum Verzehr in den Kühlschrank stellen.

Nährwertangaben

- Kalorien: 300 kcal

- Eiweiß: 20g

- Fett: 14g

- Kohlenhydrate: 24g

- Ballaststoffe: 5g

- Zucker: 16g

Portionsgröße: 1 Portion

Zubereitungszeit: 5 Minuten

Zubereitungszeit: 5 Minuten

3. Spinat-Pilz-Omelett

Gesundheitliche Vorteile

- Spinat ist reich an Antioxidantien und Ballaststoffen, die die Entgiftung der Leber unterstützen und Entzündungen reduzieren.

- Pilze enthalten Verbindungen wie Selen und Beta-Glucane, die die Gesundheit der Leber und die Immunfunktion unterstützen.

Zutaten

- 2 große Eier

- 1 Tasse frischer Blattspinat

- 1/2 Tasse in Scheiben geschnittene Champignons

- 1/4 Tasse gewürfelte Zwiebel

- Salz und Pfeffer nach Geschmack

- 1 Teelöffel Olivenöl

Art der Zubereitung

1. In einer kleinen Schüssel die Eier mit einer Gabel verquirlen, bis alles gut vermischt ist. Mit Salz und Pfeffer abschmecken.

2. Olivenöl in einer beschichteten Pfanne bei mittlerer Hitze erhitzen. Die gewürfelte Zwiebel und die in Scheiben geschnittenen Champignons dazugeben und anbraten, bis sie weich sind.

3. Den frischen Blattspinat in die Pfanne geben und backen, bis er zusammengefallen ist.

4. Die verquirlten Eier über das Gemüse in der Pfanne gießen und die Pfanne kippen, um sie gleichmäßig zu verteilen.

5. Das Omelett 2-3 Minuten kochen lassen, bis die Ränder fest werden. Mit einem Spatel die Ränder vorsichtig anheben und das ungekochte Ei darunter fließen lassen.

6. Sobald das Omelett weitgehend fest ist, in der Mitte falten und weitere 1-2 Minuten kochen, bis es vollständig durchgegart ist.

7. Das Omelett auf einen Teller geben und sofort servieren.

Nährwertangaben

- Kalorien: 200 kcal

- Eiweiß: 14g

- Fett: 14g

- Kohlenhydrate: 4g

- Ballaststoffe: 1g

- Zucker: 2g

Portionsgröße: 1 Portion

Zubereitungszeit: 10 Minuten

Zubereitungszeit: 10 Minuten

4. Beeren-Smoothie mit Spinat und Chiasamen

Gesundheitliche Vorteile

- Beeren sind reich an Antioxidantien und Ballaststoffen, die die Gesundheit der Leber unterstützen und Entzündungen reduzieren.

- Spinat liefert Vitamine, Mineralien und Antioxidantien, die die Entgiftung der Leber und die allgemeine Gesundheit unterstützen.

- Chiasamen sind reich an Omega-3-Fettsäuren und Ballaststoffen, die die Herzgesundheit und die Verdauungsfunktion unterstützen.

Zutaten

- 1/2 Tasse gemischte Beeren (z. B. Erdbeeren, Blaubeeren und Himbeeren)

- 1 Tasse frischer Blattspinat

- 1 Esslöffel Chiasamen

- 1/2 Tasse ungesüßte Mandelmilch oder griechischer Joghurt

- 1/2 Tasse Eiswürfel

Art der Zubereitung

1. Alle Zutaten in einen Mixer geben.

2. Auf höchster Stufe mixen, bis eine glatte und cremige Masse entsteht.

3. Wenn der Smoothie zu dickflüssig ist, füge mehr Mandelmilch oder Wasser hinzu, um die gewünschte Konsistenz zu erreichen.

4. In ein Glas füllen und sofort servieren.

Nährwertangaben

- Kalorien: 150 kcal

- Eiweiß: 5g

- Fett: 7g

- Kohlenhydrate: 18g

- Ballaststoffe: 8g

- Zucker: 7g

Portionsgröße: 1 Portion

Zubereitungszeit: 5 Minuten

5. Overnight Oats mit Banane und Mandelmus

Gesundheitliche Vorteile

- Hafer ist reich an löslichen Ballaststoffen, die helfen, den Cholesterinspiegel zu regulieren und die Gesundheit der Verdauung zu fördern.

- Bananen liefern Kalium und Vitamine, die die Herzgesundheit unterstützen und den Blutdruck senken.

- Mandelmus ist eine gute Quelle für gesunde Fette und Proteine, die das Sättigungsgefühl unterstützen und Entzündungen reduzieren.

Zutaten

- 1/2 Tasse Haferflocken

- 1/2 Tasse ungesüßte Mandelmilch

- 1/2 reife Banane, püriert

- 1 Esslöffel Mandelmus

- 1 Teelöffel Honig oder Ahornsirup (optional)

- Optionale Toppings: Bananenscheiben, gehackte Nüsse, Zimt

Art der Zubereitung

1. Mischen Sie in einem Einmachglas oder Behälter Haferflocken, Mandelmilch, zerdrückte Banane, Mandelbutter und Honig oder Ahornsirup, falls verwendet. Gut umrühren.

2. Decken Sie das Glas mit einem Deckel ab und stellen Sie es über Nacht oder für mindestens 4 Stunden in den Kühlschrank, damit die Haferflocken weich werden und die Flüssigkeit aufnehmen können.

3. Vor dem Servieren die Overnight Oats umrühren und nach Belieben mit zusätzlicher Mandelmilch für eine cremigere Konsistenz hinzufügen.

4. Mit einer in Scheiben geschnittenen Banane, gehackten Nüssen und nach Belieben einer Prise Zimt belegen.

Nährwertangaben

- Kalorien: 350 kcal

- Eiweiß: 10g

- Fett: 15g

- Kohlenhydrate: 45g

- Ballaststoffe: 7g

- Zucker: 10g

Portionsgröße: 1 Portion

Zubereitungszeit: 5 Minuten (zzgl. Kühlung über Nacht)

6. Frühstücks-Wrap mit Gemüse und Ei

Gesundheitliche Vorteile

- Dieser Wrap ist vollgepackt mit Gemüse und liefert essentielle Vitamine, Mineralien und Ballaststoffe, die die Gesundheit der Leber und das allgemeine Wohlbefinden unterstützen.

- Eier sind eine großartige Quelle für Proteine und essentielle Nährstoffe wie Cholin, das die Leberfunktion unterstützt und hilft, Fettansammlungen zu verhindern.

Zutaten

- 1 Vollkorn- oder Spinattortilla

- 2 Eier, Rührei

- 1/4 Tasse Paprika, gewürfelt

- 1/4 Tasse Blattspinat

- 2 Esslöffel gewürfelte Tomaten

- Salz und Pfeffer nach Geschmack

- Optional: Salsa oder Avocado zum Topping

Art der Zubereitung

1. Eine beschichtete Pfanne bei mittlerer Hitze erhitzen. Die gewürfelte Paprika dazugeben und 2-3 Minuten kochen, bis sie weich sind.

2. Den Blattspinat in die Pfanne geben und backen, bis er zusammengefallen ist.

3. Das Rührei in die Pfanne geben und unter gelegentlichem Rühren kochen, bis es gar ist.

4. Die Eier mit Salz und Pfeffer abschmecken.

5. Die Tortilla in der Pfanne oder Mikrowelle für ein paar Sekunden erwärmen, damit sie weich wird.

6. Die gekochten Eier und die Gemüsemischung auf die Tortilla legen. Tomatenwürfel und ggf. zusätzliche Toppings hinzufügen.

7. Die Tortilla zu einem Wrap aufrollen, nach Belieben halbieren und sofort servieren.

Nährwertangaben

- Kalorien: 300 kcal

- Eiweiß: 20g

- Fett: 14g

- Kohlenhydrate: 25g

- Ballaststoffe: 5g

- Zucker: 3g

Portionsgröße: 1 Packung

Zubereitungszeit: 10 Minuten

Zubereitungszeit: 5 Minuten

7. Quinoa Frühstücksbowl mit Beeren und Mandeln

Gesundheitliche Vorteile

- Quinoa ist ein glutenfreies Vollkornprodukt, das Ballaststoffe, Proteine und essentielle Nährstoffe liefert, die Gesundheit der Verdauung unterstützt und Entzündungen reduziert.

- Beeren sind reich an Antioxidantien und Ballaststoffen, während Mandeln gesunde Fette und Vitamin E liefern und die Gesundheit von Herz und Leber fördern.

Zutaten

- 1/2 Tasse gekochter Quinoa

- 1/4 Tasse gemischte Beeren (z. B. Erdbeeren, Blaubeeren und Himbeeren)

- 2 Esslöffel gehobelte Mandeln

- 1 Esslöffel Honig oder Ahornsirup (optional)

- 1/4 Teelöffel Zimt

Art der Zubereitung

1. In einer Schüssel den gekochten Quinoa, die gemischten Beeren und die gehobelten Mandeln schichten.

2. Nach Belieben mit Honig oder Ahornsirup beträufeln, um die Süße zu erhöhen.

3. Mit Zimt bestreuen, um den Geschmack zu erhöhen.

4. Sofort servieren und genießen!

Nährwertangaben

- Kalorien: 300 kcal

- Eiweiß: 10g

- Fett: 12g

- Kohlenhydrate: 40g

- Ballaststoffe: 7g

- Zucker: 10g

Portionsgröße: 1 Schüssel

Kochzeit: 15 Minuten (zum Kochen von Quinoa)

Zubereitungszeit: 5 Minuten

8. Süßkartoffel-Spinat-Frühstücks-Haschisch

Gesundheitliche Vorteile

- Süßkartoffeln sind reich an Vitaminen, Mineralien und Antioxidantien, unterstützen die Gesundheit der Leber und reduzieren Entzündungen.

- Spinat liefert essentielle Nährstoffe wie Eisen und Vitamin K, die die Blutgerinnung und die allgemeine Gesundheit unterstützen.

Zutaten

- 1 mittelgroße Süßkartoffel, gewürfelt

- 1 Tasse frischer Blattspinat

- 2 Eier

- 1/4 Tasse gewürfelte Zwiebel

- 1/4 Teelöffel Knoblauchpulver

- Salz und Pfeffer nach Geschmack

- 1 Esslöffel Olivenöl

Art der Zubereitung

1. Olivenöl in einer Pfanne bei mittlerer Hitze erhitzen. Die gewürfelte Süßkartoffel und die Zwiebel dazugeben und 5-7 Minuten kochen lassen, bis sie weich sind.

2. Den frischen Blattspinat in die Pfanne geben und backen, bis er zusammengefallen ist.

3. Das Knoblauchpulver, Salz und Pfeffer über das Gemüse streuen und umrühren.

4. Zwei Mulden in die Gemüsemischung formen und in jede Mulde ein Ei schlagen.

5. Die Pfanne abdecken und 3-4 Minuten braten, bis die Eier nach Belieben gar sind.

6. Servieren Sie das Frühstückshasisch heiß und nach Belieben mit zusätzlichem Salz und Pfeffer würzen.

Nährwertangaben

- Kalorien: 350 kcal

- Eiweiß: 14g

- Fett: 16g

- Kohlenhydrate: 35g

- Ballaststoffe: 7g

- Zucker: 8g

Portionsgröße: 1 Portion

Zubereitungszeit: 15 Minuten

Zubereitungszeit: 10 Minuten

9. Hüttenkäse und Obstschale

Gesundheitliche Vorteile

- Hüttenkäse ist eine gute Quelle für Eiweiß und Kalzium, die das Muskelwachstum und die Knochengesundheit unterstützen.

- Gemischte Früchte liefern wichtige Vitamine, Mineralien und Antioxidantien, die die Gesundheit der Leber und das allgemeine Wohlbefinden unterstützen.

Zutaten

- 1/2 Tasse fettarmer Hüttenkäse

- 1/2 Tasse gemischte Früchte (z. B. Ananas, Kiwi und Trauben)

- 2 Esslöffel gehackte Nüsse (z.B. Mandeln oder Walnüsse)

- 1 Esslöffel Honig oder Ahornsirup (optional)

Art der Zubereitung

1. Den fettarmen Hüttenkäse in eine Schüssel geben.

2. Mit gemischten Früchten und gehackten Nüssen belegen.

3. Nach Belieben mit Honig oder Ahornsirup beträufeln, um die Süße zu erhöhen.

4. Sofort servieren und genießen!

Nährwertangaben:

- Kalorien: 250 kcal

- Eiweiß: 18g

- Fett: 10g

- Kohlenhydrate: 20g

- Ballaststoffe: 3g

- Zucker: 15g

Portionsgröße: 1 Schüssel

Zubereitungszeit: 5 Minuten

10. Spinat-Feta-Eier-Muffins

Gesundheitliche Vorteile

- Spinat ist reich an Vitaminen, Mineralien und Antioxidantien, unterstützt die Entgiftung der Leber und reduziert Entzündungen.

- Eier liefern hochwertiges Eiweiß und essentielle Nährstoffe wie Cholin, die die Leberfunktion unterstützen und helfen, Fettansammlungen zu verhindern.

Zutaten

- 6 große Eier

- 1 Tasse frischer Blattspinat, gehackt

- 1/4 Tasse zerbröckelter Fetakäse

- 1/4 Tasse gewürfelte Zwiebel

- Salz und Pfeffer nach Geschmack

- Kochspray oder Olivenöl zum Einfetten der Muffinform

Art der Zubereitung

1. Den Ofen auf 175°C (350°F) vorheizen. Ein Muffinblech mit Kochspray oder Olivenöl einfetten.

2. In einer Schüssel die Eier gut verrühren. Mit Salz und Pfeffer abschmecken.

3. Den gehackten Spinat, den zerbröckelten Fetakäse und die gewürfelte Zwiebel unterrühren.

4. Die Eimasse gleichmäßig in das vorbereitete Muffinblech geben und jede Tasse zu etwa 3/4 füllen.

5. Im vorgeheizten Backofen 20-25 Minuten backen, bis die Eiermuffins fest und leicht goldbraun sind.

6. Aus dem Ofen nehmen und vor dem Servieren einige Minuten abkühlen lassen.

7. Die Eiermuffins warm servieren oder in einem luftdichten Behälter im Kühlschrank bis zu 3 Tage aufbewahren.

Nährwertangaben:

- Kalorien: 200 kcal

- Eiweiß: 14g

- Fett: 14g

- Kohlenhydrate: 3g

- Ballaststoffe: 1g

- Zucker: 1g

Portionsgröße: 1 Portion (2 Eiermuffins)

Zubereitungszeit: 25 Minuten

Zubereitungszeit: 10 Minuten

KAPITEL 2

Rezepte für das Mittagessen

1. Gegrillter Lachssalat

Gesundheitliche Vorteile:

- Lachs ist reich an Omega-3-Fettsäuren, unterstützt die Herzgesundheit und reduziert Entzündungen in der Leber.

- Blattgemüse liefert Ballaststoffe und Antioxidantien, die die Verdauung und die Entgiftung der Leber fördern.

- Avocado liefert gesunde Fette und Kalium und unterstützt die Leberfunktion und die Blutdruckregulierung.

Zutaten

- 2 Lachsfilets (je 4 oz)

- 4 Tassen gemischtes Gemüse (Spinat, Grünkohl, Rucola)

- 1 Avocado, in Scheiben geschnitten

- 1 Gurke, in Scheiben geschnitten

- 1 Tasse Kirschtomaten, halbiert

- 1/4 Tasse rote Zwiebel, in dünne Scheiben geschnitten

- 2 Esslöffel Olivenöl

- 2 Esslöffel Zitronensaft

- Salz und Pfeffer nach Geschmack

Art der Zubereitung

1. Grill auf mittlere bis hohe Hitze vorheizen.

2. Lachsfilets mit Salz, Pfeffer und einem Spritzer Olivenöl würzen. 4-5 Minuten pro Seite grillen, oder bis sie gar sind.

3. In einer großen Schüssel gemischtes Gemüse, Avocado, Gurke, Kirschtomaten und rote Zwiebeln mit Olivenöl und Zitronensaft vermengen.

4. Die Salatmischung auf Teller verteilen und mit gegrillten Lachsfilets belegen.

5. Sofort servieren.

Nährwertangaben

- Kalorien: 380 kcal

- Eiweiß: 26g

- Kohlenhydrate: 14g

- Fett: 26g

- Ballaststoffe: 8g

Portionsgröße: 1 Portion

Zubereitungszeit: 10 Minuten

Zubereitungszeit: 15 Minuten

2: Quinoa und Gemüsepfanne

Gesundheitliche Vorteile:

- Quinoa ist ein glutenfreies Vollkornprodukt, das Ballaststoffe, Proteine und essentielle Nährstoffe liefert und so die Verdauung und die Gesundheit der Leber unterstützt.

- Buntes Gemüse wie Paprika, Brokkoli und Karotten sind reich an Antioxidantien und Vitaminen, reduzieren Entzündungen und fördern die Entgiftung.

Zutaten

- 1 Tasse Quinoa, abgespült

- 2 Tassen Wasser oder Gemüsebrühe

- 2 Esslöffel Olivenöl

- 2 Knoblauchzehen, gehackt

- 1 Paprika, in dünne Scheiben geschnitten

- 1 Tasse Brokkoliröschen

- 1 Karotte, in Streifen geschnitten

- 1 Tasse Zuckerschoten

- 2 Esslöffel natriumarme Sojasauce oder Tamari

- 1 Esslöffel Reisessig

- 1 Teelöffel Sesamöl

- Sesam zum Garnieren

Art der Zubereitung

1. In einem mittelgroßen Topf Wasser oder Gemüsebrühe zum Kochen bringen. Quinoa hinzufügen, Hitze reduzieren, abdecken und 15-20

Minuten köcheln lassen, oder bis Quinoa gar ist und Wasser aufgenommen ist.

2. In einer großen Pfanne oder einem Wok Olivenöl bei mittlerer bis hoher Hitze erhitzen. Gehackten Knoblauch dazugeben und 1-2 Minuten anbraten, bis er duftet.

3. Paprika, Brokkoli, Karotte und Zuckerschoten in die Pfanne geben. Unter Rühren 5-6 Minuten anbraten, bis das Gemüse zart-knusprig ist.

4. In einer kleinen Schüssel Sojasauce, Reisessig und Sesamöl verquirlen. Über die Gemüsemischung gießen und vermengen.

5. Quinoa mit Gemüsepfanne servieren und mit Sesam garnieren.

Nährwertangaben

- Kalorien: 320 kcal

- Eiweiß: 9g

- Kohlenhydrate: 45g

- Fett: 12g

- Ballaststoffe: 8g

Portionsgröße: 2 Portionen

Zubereitungszeit: 25 Minuten

Zubereitungszeit: 15 Minuten

3: Truthahn-Gemüsesalat-Wraps

Gesundheitliche Vorteile:

- Magerer gemahlener Truthahn liefert Protein und essentielle Nährstoffe und ist gleichzeitig arm an gesättigten Fettsäuren, was die Muskelgesundheit und das Gewichtsmanagement unterstützt.

- Salatblätter dienen als kohlenhydratarme Alternative zu herkömmlichen Wraps, reduzieren die Kalorienaufnahme und fördern das Sättigungsgefühl.

Zutaten

- 1 Esslöffel Olivenöl

- 1 Pfund magerer gehackter Truthahn

- 1 Zwiebel, gewürfelt

- 2 Knoblauchzehen, gehackt

- 1 Paprika, gewürfelt

- 1 Zucchini, gewürfelt

- 1 Tasse Champignons, in Scheiben geschnitten

- 2 Esslöffel natriumarme Sojasauce oder Tamari

- 1 Esslöffel Hoisin-Sauce

- 1 Teelöffel Sesamöl

- 1 Kopf Eisberg oder Buttersalat, Blätter getrennt

Art der Zubereitung

1. In einer großen Pfanne Olivenöl bei mittlerer Hitze erhitzen. Putenhackfleisch dazugeben und braten, bis es braun ist, dabei mit einem Löffel zerkleinern.

2. Die gewürfelte Zwiebel und den Knoblauch mit dem Truthahn in die Pfanne geben und 2-3 Minuten anbraten, bis sie weich sind.

3. Paprika, Zucchini und Champignons in die Pfanne geben. Weitere 5-6 Minuten kochen lassen, bis das Gemüse weich ist.

4. In einer kleinen Schüssel Sojasauce, Hoisinsauce und Sesamöl verquirlen. Über die Puten-Gemüse-Mischung gießen und umrühren.

5. Zum Servieren die Puten-Gemüse-Mischung in die Salatblätter geben, sodass Wraps entstehen. Sofort servieren.

Nährwertangaben

- Kalorien: 280 kcal

- Eiweiß: 24g

- Kohlenhydrate: 10g

- Fett: 15g

- Ballaststoffe: 3g

Portionsgröße: 4 Portionen

Zubereitungszeit: 20 Minuten

Zubereitungszeit: 15 Minuten

4: Linsen-Gemüse-Suppe

Gesundheitliche Vorteile

- Linsen sind eine gute Quelle für pflanzliches Protein, Ballaststoffe und Eisen und unterstützen die Herzgesundheit und die Verdauung.

- Gemüse wie Karotten, Sellerie und Tomaten liefern Vitamine, Mineralien und Antioxidantien, die die Entgiftung der Leber fördern und Entzündungen reduzieren.

Zutaten

- 1 Esslöffel Olivenöl

- 1 Zwiebel, gewürfelt

- 2 Knoblauchzehen, gehackt

- 2 Karotten, gewürfelt

- 2 Stangen Sellerie, gewürfelt

- 1 Tasse grüne oder braune Linsen, abgespült

- 1 Dose (14 oz) gewürfelte Tomaten

- 4 Tassen natriumarme Gemüsebrühe

- 2 Tassen Wasser

- 1 Teelöffel getrockneter Thymian

- 1 Teelöffel getrockneter Oregano

- Salz und Pfeffer nach Geschmack

- Frische Petersilie zum Garnieren

Art der Zubereitung

1. In einem großen Topf oder Dutch Oven Olivenöl bei mittlerer Hitze erhitzen. Die gewürfelte Zwiebel und den Knoblauch dazugeben und 2-3 Minuten anbraten, bis sie weich sind.

2. Die gewürfelten Karotten und den Sellerie in den Topf geben und weitere 4-5 Minuten kochen lassen, bis das Gemüse weich ist.

3. Abgespülte Linsen, Tomatenwürfel, Gemüsebrühe, Wasser, getrockneten Thymian und getrockneten Oregano in den Topf geben. Umrühren.

4. Die Suppe zum Kochen bringen, dann die Hitze reduzieren und 25-30 Minuten köcheln lassen, bis die Linsen weich sind.

5. Mit Salz und Pfeffer abschmecken. Heiß servieren und mit frischer Petersilie garnieren.

Nährwertangaben

- Kalorien: 240 kcal

- Eiweiß: 12g

- Kohlenhydrate: 40g

- Fett: 4g

- Ballaststoffe: 12g

Portionsgröße: 6 Portionen

Zubereitungszeit: 40 Minuten

Zubereitungszeit: 15 Minuten

5: Gegrilltes Hähnchen und Gemüsespieße

Gesundheitliche Vorteile

- Gegrillte Hähnchenbrust liefert mageres Eiweiß und essentielle Nährstoffe, unterstützt die Muskelgesundheit und das Gewichtsmanagement.

- Buntes Gemüse wie Paprika, Zwiebeln und Kirschtomaten sind reich an Antioxidantien und Vitaminen, fördern die Entgiftung der Leber und reduzieren Entzündungen.

Zutaten

- 2 Hähnchenbrust ohne Knochen, ohne Haut, in Würfel geschnitten

- 1 Paprika, in Stücke geschnitten

- 1 rote Zwiebel, in Stücke geschnitten

- 1 Zucchini, in Scheiben geschnitten

- 1 Tasse Kirschtomaten

- 2 Esslöffel Olivenöl

- 2 Esslöffel Balsamico-Essig

- 1 Teelöffel getrocknetes italienisches Gewürz

- Salz und Pfeffer nach Geschmack

- Holz- oder Metallspieße

Art der Zubereitung

1. In einer kleinen Schüssel Olivenöl, Balsamico-Essig, italienische Gewürze, Salz und Pfeffer verquirlen, um die Marinade herzustellen.

2. Hähnchenwürfel, Paprikastücke, Zwiebelstücke, Zucchinischeiben und Kirschtomaten abwechselnd auf Spieße stecken.

3. Die zusammengesetzten Spieße in eine flache Schüssel geben und mit der Marinade übergießen, dabei wenden, dass sie gleichmäßig bedeckt sind. Mindestens 30 Minuten marinieren lassen.

4. Grill auf mittlere bis hohe Hitze vorheizen. Die Spieße 10-12 Minuten grillen, dabei gelegentlich wenden, bis das Hähnchen gar und das Gemüse weich ist.

5. Heiß servieren, nach Belieben mit frischen Kräutern garnieren.

Nährwertangaben

- Kalorien: 280 kcal

- Eiweiß: 28g

- Kohlenhydrate: 14g

- Fett: 12g

- Ballaststoffe: 3g

Portionsgröße: 4 Portionen

Garzeit: 20 Minuten (plus Marinierzeit)

Zubereitungszeit: 15 Minuten

6: Salat mit Thunfisch und weißen Bohnen

Gesundheitliche Vorteile

- Thunfisch ist eine magere Quelle für Proteine und Omega-3-Fettsäuren, die die Herzgesundheit unterstützen und Entzündungen reduzieren.

- Weiße Bohnen sind reich an Ballaststoffen und Antioxidantien, die die Verdauung und die Entgiftung der Leber fördern.

Zutaten

- 2 Dosen (je 5 oz) Thunfisch in Wasser, abgetropft

- 1 Dose (15 oz) weiße Bohnen, abgetropft und abgespült

- 1 Gurke, gewürfelt

- 1 Paprika, gewürfelt

- 1/4 Tasse rote Zwiebel, fein gehackt

- 2 EL frische Petersilie, gehackt

- 2 Esslöffel Olivenöl

- 2 Esslöffel Zitronensaft

- Salz und Pfeffer nach Geschmack

- Optional: Kirschtomaten, Oliven, Fetakäse zum Garnieren

Art der Zubereitung

1. In einer großen Schüssel Thunfisch, weiße Bohnen, Gurkenwürfel, Paprikawürfel, gehackte rote Zwiebeln und gehackte Petersilie vermischen.

2. In einer kleinen Schüssel Olivenöl, Zitronensaft, Salz und Pfeffer verquirlen, um das Dressing herzustellen.

3. Das Dressing über die Mischung aus Thunfisch und weißen Bohnen gießen und vorsichtig schwenken, um sie zu bedecken.

4. Salat gekühlt servieren, garniert mit Kirschtomaten, Oliven und nach Belieben zerbröckeltem Fetakäse.

Nährwertangaben

- Kalorien: 280 kcal

- Eiweiß: 25g

- Kohlenhydrate: 24g

- Fett: 10g

- Ballaststoffe: 7g

Portionsgröße: 4 Portionen

Zubereitungszeit: 10 Minuten

Zubereitungszeit: 15 Minuten

7: Gefüllte Paprika mit Gemüse und Quinoa

Gesundheitliche Vorteile

- Paprika ist reich an Vitamin C und Antioxidantien, unterstützt die Immunfunktion und reduziert Entzündungen.

- Quinoa liefert Proteine, Ballaststoffe und essentielle Nährstoffe, die die Verdauung und die Gesundheit der Leber fördern.

Zutaten

- 4 Paprikaschoten, beliebige Farbe

- 1 Tasse Quinoa, gekocht

- 1 Dose (15 oz) schwarze Bohnen, abgetropft und abgespült

- 1 Tasse Maiskörner (frisch oder gefroren)

- 1 Tasse Kirschtomaten, halbiert

- 1/4 Tasse rote Zwiebel, fein gehackt

- 1/4 Tasse frischer Koriander, gehackt

- 1 Teelöffel gemahlener Kreuzkümmel

- 1 Teelöffel Chilipulver

- Salz und Pfeffer nach Geschmack

- Optional: geriebener Käse, Avocadoscheiben zum Garnieren

Art der Zubereitung

1. Backofen auf 190°C (375°F) vorheizen. Die Paprika von den Spitzen abschneiden und Kerne und Häute entfernen.

2. In einer großen Schüssel gekochten Quinoa, schwarze Bohnen, Maiskörner, Kirschtomaten, gehackte rote Zwiebeln, gehackten Koriander, gemahlenen Kreuzkümmel, Chilipulver, Salz und Pfeffer vermischen.

3. Jede Paprika mit der Quinoa-Gemüse-Mischung füllen und leicht andrücken, bis sie vollständig gefüllt ist.

4. Gefüllte Paprika in eine Auflaufform geben und mit Alufolie abdecken. 25-30 Minuten backen, bis die Paprika weich ist.

5. Die Folie entfernen und die Paprikaschoten nach Belieben mit geriebenem Käse bestreuen. Zurück in den Ofen schieben und weitere 5 Minuten backen, bis der Käse geschmolzen ist und Blasen wirft.

6. Gefüllte Paprika heiß servieren, nach Belieben mit Avocadoscheiben garnieren.

Nährwertangaben

- Kalorien: 300 kcal

- Eiweiß: 12g

- Kohlenhydrate: 55g

- Fett: 5g

- Ballaststoffe: 10g

Portionsgröße: 4 Portionen

Zubereitungszeit: 40 Minuten

Zubereitungszeit: 20 Minuten

8: Kichererbsen-Gemüse-Buddha-Bowl

Gesundheitliche Vorteile

- Kichererbsen sind eine gute Quelle für pflanzliches Protein, Ballaststoffe und essentielle Nährstoffe, unterstützen die Verdauung und reduzieren Entzündungen.

- Buntes Gemüse wie Süßkartoffeln, Brokkoli und Karotten liefern Vitamine, Mineralien und Antioxidantien, die die Entgiftung der Leber fördern und die allgemeine Gesundheit unterstützen.

Zutaten

- 1 Tasse gekochter Quinoa oder brauner Reis

- 1 Dose (15 oz) Kichererbsen, abgetropft und abgespült

- 1 Süßkartoffel, gewürfelt

- 1 Tasse Brokkoliröschen

- 1 Karotte, in Streifen geschnitten

- 2 Tassen gemischtes Gemüse (Spinat, Grünkohl, Rucola)

- 2 Esslöffel Olivenöl

- 1 Esslöffel Balsamico-Essig

- 1 Teelöffel Dijon-Senf

- Salz und Pfeffer nach Geschmack

- Optional: Avocadoscheiben, Kürbiskerne zum Garnieren

Art der Zubereitung

1. Ofen auf 200°C (400°F) vorheizen. Die Süßkartoffelwürfel auf ein Backblech legen und mit Olivenöl beträufeln. Mit Salz und Pfeffer würzen, vermengen und 20-25 Minuten rösten, bis sie weich sind.

2. In einer großen Pfanne Olivenöl bei mittlerer Hitze erhitzen. Kichererbsen, Brokkoliröschen und Karotten in Streifen schneiden. 5-6 Minuten kochen lassen, bis das Gemüse zart-knusprig ist.

3. In einer kleinen Schüssel Olivenöl, Balsamico-Essig, Dijon-Senf, Salz und Pfeffer verquirlen, um das Dressing herzustellen.

4. Um die Buddha-Schalen zusammenzustellen, verteilen Sie gekochten Quinoa oder braunen Reis auf die Schüsseln. Mit gerösteten Süßkartoffeln, angebratenen Kichererbsen und Gemüse sowie gemischtem Gemüse belegen.

5. Mit dem Dressing beträufeln und nach Belieben mit Avocadoscheiben und Kürbiskernen garnieren.

6. Buddha Bowls warm oder bei Zimmertemperatur servieren.

Nährwertangaben

- Kalorien: 380 kcal

- Eiweiß: 14g

- Kohlenhydrate: 56g

- Fett: 12g

- Ballaststoffe: 12g

Portionsgröße: 2 Portionen

Zubereitungszeit: 30 Minuten

Zubereitungszeit: 20 Minuten

9: Eiersalat-Salat-Wraps

Gesundheitliche Vorteile

- Eier sind eine gute Quelle für hochwertiges Eiweiß und essentielle Nährstoffe, unterstützen die Muskelgesundheit und fördern das Sättigungsgefühl.

- Salatblätter dienen als kohlenhydratarme Alternative zu herkömmlichen Wraps, reduzieren die Kalorienaufnahme und fördern die Verdauung.

Zutaten

- 6 hartgekochte Eier, geschält und gehackt

- 1/4 Tasse griechischer Joghurt oder Mayonnaise

- 1 Esslöffel Dijon-Senf

- 2 EL frischer Dill, gehackt

- 1 Stange Sellerie, fein gehackt

- 2 Frühlingszwiebeln, in dünne Scheiben geschnitten

- Salz und Pfeffer nach Geschmack

- 6 große Salatblätter (Buttersalat oder Römersalat)

- Optional: Gurkenscheiben, Radieschenscheiben zum Garnieren

Art der Zubereitung

1. In einer mittelgroßen Schüssel gehackte hartgekochte Eier, griechischen Joghurt oder Mayonnaise, Dijon-Senf, gehackten frischen Dill, gehackten Sellerie und in Scheiben geschnittene Frühlingszwiebeln vermischen. Umrühren.

2. Eiersalat mit Salz und Pfeffer abschmecken.

3. Eine Kugel Eiersalat auf jedes Salatblatt geben. Nach Belieben mit Gurkenscheiben und Radieschenscheiben garnieren.

4. Salatblätter zu Wraps zusammenrollen. Bei Bedarf mit Zahnstochern fixieren.

5. Eiersalat-Salat-Wraps gekühlt oder bei Zimmertemperatur servieren.

Nährwertangaben

- Kalorien: 180 kcal

- Eiweiß: 12g

- Kohlenhydrate: 4g

- Fett: 12g

- Ballaststoffe: 1g

Portionsgröße: 3 Portionen

Zubereitungszeit: 15 Minuten

10: Mediterraner Kichererbsensalat

Gesundheitliche Vorteile

- Kichererbsen sind reich an Proteinen, Ballaststoffen und essentiellen Nährstoffen, unterstützen die Gesundheit der Verdauung und reduzieren Entzündungen.

- Mediterrane Zutaten wie Tomaten, Gurken und Oliven liefern Antioxidantien und Vitamine, fördern die Herzgesundheit und die Entgiftung der Leber.

Zutaten

- 2 Dosen (je 15 oz) Kichererbsen, abgetropft und abgespült

- 1 Gurke, gewürfelt

- 1 Tasse Kirschtomaten, halbiert

- 1/4 Tasse rote Zwiebel, fein gehackt

- 1/4 Tasse Kalamata-Oliven, entsteint und in Scheiben geschnitten

- 1/4 Tasse frische Petersilie, gehackt

- 2 Esslöffel Olivenöl

- 2 Esslöffel Zitronensaft

- 1 Teelöffel getrockneter Oregano

- Salz und Pfeffer nach Geschmack

- Optional: zerbröckelter Fetakäse zum Garnieren

Art der Zubereitung

1. In einer großen Schüssel Kichererbsen, Gurkenwürfel, halbierte Kirschtomaten, gehackte rote Zwiebeln, in Scheiben geschnittene Kalamata-Oliven und gehackte Petersilie vermischen.

2. In einer kleinen Schüssel Olivenöl, Zitronensaft, getrockneten Oregano, Salz und Pfeffer verquirlen, um das Dressing herzustellen.

3. Das Dressing über die Kichererbsensalatmischung gießen und vorsichtig schwenken.

4. Salat gekühlt servieren, nach Belieben mit zerbröckeltem Fetakäse garnieren.

Nährwertangaben

- Kalorien: 280 kcal

- Eiweiß: 10g

- Kohlenhydrate: 30g

- Fett: 14g

- Ballaststoffe: 8g

Portionsgröße: 4 Portionen

Zubereitungszeit: 15 Minuten

11: Gemüse-Linsen-Curry

Gesundheitliche Vorteile

- Linsen sind eine gute Quelle für pflanzliche Proteine und Ballaststoffe, die die Gesundheit der Verdauung unterstützen und Entzündungen reduzieren.

- Buntes Gemüse wie Paprika, Karotten und Spinat liefern Vitamine, Mineralien und Antioxidantien, die die Entgiftung der Leber fördern und die allgemeine Gesundheit unterstützen.

Zutaten

- 1 Tasse grüne oder braune Linsen, abgespült

- 2 Tassen Wasser oder Gemüsebrühe

- 1 Esslöffel Olivenöl

- 1 Zwiebel, gewürfelt

- 2 Knoblauchzehen, gehackt

- 1 Paprika, gewürfelt

- 2 Karotten, gewürfelt

- 1 Zucchini, gewürfelt

- 1 Tasse gewürfelte Tomaten (frisch oder aus der Dose)

- 1 Tasse Kokosmilch

- 2 Esslöffel Currypulver

- Salz und Pfeffer nach Geschmack

- Frischer Koriander zum Garnieren

Art der Zubereitung

1. In einem mittelgroßen Topf Wasser oder Gemüsebrühe zum Kochen bringen. Linsen hinzufügen, Hitze reduzieren, abdecken und 20-25 Minuten köcheln lassen, bis die Linsen weich sind.

2. In einer großen Pfanne oder einem Schmortopf Olivenöl bei mittlerer Hitze erhitzen. Die gewürfelte Zwiebel und den gehackten Knoblauch dazugeben und 2-3 Minuten anbraten, bis sie weich sind.

3. Paprikawürfel, Karotten, Zucchini und Tomatenwürfel in die Pfanne geben. 5-6 Minuten kochen lassen, bis das Gemüse weich ist.

4. Gekochte Linsen, Kokosmilch, Currypulver, Salz und Pfeffer unterrühren. 10-15 Minuten köcheln lassen, dabei gelegentlich umrühren, damit sich die Aromen vermischen können.

5. Gemüse-Linsen-Curry heiß servieren, garniert mit frischem Koriander.

Nährwertangaben

- Kalorien: 320 kcal

- Eiweiß: 14g

- Kohlenhydrate: 40g

- Fett: 12g

- Ballaststoffe: 12g

Portionsgröße: 4 Portionen

Zubereitungszeit: 45 Minuten

Zubereitungszeit: 15 Minuten

12: Garnelen-Avocado-Salat

Gesundheitliche Vorteile

- Garnelen sind kalorienarm und gesättigte Fettsäuren, während sie reich an Proteinen sind, was die Muskelgesundheit und das Gewichtsmanagement unterstützt.

- Avocado liefert gesunde Fette und Kalium, unterstützt die Herzgesundheit und reduziert Entzündungen.

Zutaten

- 1 Pfund Garnelen, geschält und entdarmt

- 2 Esslöffel Olivenöl

- 1 Teelöffel geräuchertes Paprikapulver

- 1 Teelöffel Knoblauchpulver

- Salz und Pfeffer nach Geschmack

- 4 Tassen gemischtes Grünzeug (Spinat, Rucola, Römersalat)

- 1 Avocado, gewürfelt

- 1 Gurke, in Scheiben geschnitten

- 1/4 Tasse rote Zwiebel, in dünne Scheiben geschnitten

- 1/4 Tasse Kirschtomaten, halbiert

- 2 Esslöffel Zitronensaft

- 2 Esslöffel Balsamico-Essig

Art der Zubereitung

1. In einer großen Schüssel die Garnelen mit Olivenöl, geräuchertem Paprikapulver, Knoblauchpulver, Salz und Pfeffer vermengen, bis sie gleichmäßig bedeckt sind.

2. Eine Pfanne bei mittlerer bis hoher Hitze erhitzen. Garnelen dazugeben und 2-3 Minuten pro Seite anbraten, bis sie rosa und gar sind. Vom Herd nehmen und beiseite stellen.

3. In der gleichen Schüssel, die für die Garnelen verwendet wird, gemischtes Gemüse, gewürfelte Avocado, in Scheiben geschnittene Gurken, dünn

geschnittene rote Zwiebeln und halbierte Kirschtomaten vermischen.

4. Zitronensaft und Balsamico-Essig über die Salatmischung träufeln und vorsichtig schwenken.

5. Den Salat auf Teller verteilen und mit gekochten Garnelen belegen.

6. Sofort servieren.

Nährwertangaben

- Kalorien: 280 kcal

- Eiweiß: 24g

- Kohlenhydrate: 12g

- Fett: 15g

- Ballaststoffe: 7g

Portionsgröße: 4 Portionen

Zubereitungszeit: 10 Minuten

Zubereitungszeit: 15 Minuten

KAPITEL 3

Rezepte für das Abendessen

1: Gegrillter Lachs mit gebratenem Gemüse

Gesundheitliche Vorteile

- Reich an Omega-3-Fettsäuren, die die Gesundheit der Leber unterstützen und Entzündungen reduzieren.

- Reich an Antioxidantien aus buntem Gemüse, die die Leberzellen vor Schäden schützen.

- Magere Proteinquelle, die bei der Muskelreparatur hilft und die Stoffwechselfunktion unterstützt.

Zutaten

- 4 Lachsfilets (jeweils ca. 4-6 Unzen)

- 2 Tassen gemischtes Gemüse (z. B. Paprika, Zucchini und Kirschtomaten)

- 2 Esslöffel Olivenöl

- Salz und Pfeffer nach Geschmack

- 1 Teelöffel getrocknete Kräuter (z.B. Thymian oder Rosmarin)

Art der Zubereitung

1. Den Grill auf mittlere bis hohe Hitze vorheizen.

2. Das gemischte Gemüse mit Olivenöl, Salz, Pfeffer und getrockneten Kräutern vermengen.

3. Die Lachsfilets und das gewürzte Gemüse auf den Grill legen.

4. Den Lachs 4-5 Minuten pro Seite grillen, bis er gar ist.

5. Grillen Sie das Gemüse 8-10 Minuten lang, bis es weich und leicht verkohlt ist.

6. Servieren Sie den gegrillten Lachs mit gebratenem Gemüse.

Nährwertangaben

- Kalorien: 300

- Eiweiß: 25g

- Fett: 18g

- Kohlenhydrate: 10g

- Ballaststoffe: 3g

Portionsgröße: 1 Lachsfilet mit 1 Tasse gebratenem Gemüse

Zubereitungszeit: 15 Minuten

Zubereitungszeit: 10 Minuten

2: Gebackenes Hähnchenfleisch mit Süßkartoffeln und Spargel

Gesundheitliche Vorteile

- Mageres Protein aus Huhn unterstützt die Muskelreparatur und die Stoffwechselfunktion.

- Süßkartoffeln sind reich an Ballaststoffen, Vitaminen und Antioxidantien, die die Gesundheit der Leber unterstützen und den Blutzuckerspiegel regulieren.

- Spargel ist eine gute Quelle für Folsäure und Ballaststoffe, die die Entgiftung der Leber fördern und Entzündungen reduzieren.

Zutaten

- 4 Hähnchenbrüste ohne Knochen und Haut

- 2 mittelgroße Süßkartoffeln, geschält und in Würfel geschnitten

- 1 Bund Spargel, geputzt

- 2 Esslöffel Olivenöl

- 2 Knoblauchzehen, gehackt

- 1 Teelöffel Paprika

- 1 Teelöffel getrockneter Thymian

- Salz und Pfeffer nach Geschmack

- Optional: frische Petersilie zum Garnieren

Art der Zubereitung

1. Den Ofen auf 200°C (400°F) vorheizen. Ein Backblech mit Backpapier oder Folie auslegen.

2. In einer großen Schüssel die Süßkartoffeln mit 1 Esslöffel Olivenöl, gehacktem Knoblauch, Paprikapulver, Thymian, Salz und Pfeffer vermengen. Eine Hälfte des vorbereiteten Backblechs darauf verteilen.

3. Hähnchenbrust auf die andere Hälfte des Backblechs legen. Mit restlichem Olivenöl einreiben und mit Salz und Pfeffer würzen.

4. Im vorgeheizten Backofen 15 Minuten backen.

5. Nach 15 Minuten den geschnittenen Spargel auf das Backblech geben und mit dem restlichen Öl und den Gewürzen vermengen. Zurück in den Ofen schieben und weitere 10-15 Minuten backen, bis das Hähnchen gar und das Gemüse weich ist.

6. Vor dem Servieren mit frischer Petersilie garnieren.

Nährwertangaben

- Kalorien: 300

- Eiweiß: 30g

- Fett: 10g

- Kohlenhydrate: 20g

- Ballaststoffe: 5g

Portionsgröße: 1 Hähnchenbrust mit 1 Tasse Gemüse

Zubereitungszeit: 30 Minuten

Zubereitungszeit: 15 Minuten

3: Gegrilltes Gemüse und Quinoa-Salat
Gesundheitliche Vorteile

- Quinoa ist ein Vollkorn, das reich an Proteinen, Ballaststoffen und Antioxidantien ist, die die Gesundheit der Leber unterstützen und den Blutzuckerspiegel regulieren.

- Gegrilltes Gemüse liefert Vitamine, Mineralien und Antioxidantien, die die Leberzellen vor Schäden schützen und Entzündungen reduzieren.

- Olivenöl-Dressing fügt gesunde Fette und Geschmack ohne überschüssiges Natrium oder gesättigte Fette hinzu.

Zutaten

- 1 Tasse Quinoa

- 2 Tassen Wasser oder Gemüsebrühe

- 2 Paprika (rot, gelb oder orange), in Scheiben geschnitten

- 1 Zucchini, in Scheiben geschnitten

- 1 gelber Kürbis, in Scheiben geschnitten

- 1 rote Zwiebel, in Scheiben geschnitten

- 2 Esslöffel Olivenöl

- 2 Esslöffel Balsamico-Essig

- 1 Teelöffel Dijon-Senf

- Salz und Pfeffer nach Geschmack

- Optional: zerbröckelter Fetakäse und gehackte frische Kräuter zum Garnieren

Art der Zubereitung

1. Den Quinoa unter kaltem Wasser abspülen und dann mit Wasser oder Gemüsebrühe in einem Topf vermengen. Zum Kochen bringen, dann die Hitze reduzieren, abdecken und 15 Minuten köcheln lassen, bis der Quinoa gar und luftig ist.

2. Den Grill auf mittlere bis hohe Hitze vorheizen. In einer großen Schüssel in Scheiben geschnittene Paprika, Zucchini, gelben Kürbis und rote Zwiebeln mit Olivenöl, Salz und Pfeffer vermengen.

3. Grillen Sie das Gemüse 4-5 Minuten pro Seite oder bis es weich und leicht verkohlt ist. Vom Grill nehmen und beiseite stellen.

4. In einer kleinen Schüssel Balsamico-Essig, Dijon-Senf, Salz und Pfeffer verquirlen, um das Dressing herzustellen.

5. In einer großen Servierschüssel gekochten Quinoa, gegrilltes Gemüse und Dressing vermischen. Zum Kombinieren gut vermengen.

6. Warm oder zimmerwarm servieren, nach Belieben mit zerbröckeltem Fetakäse und gehackten frischen Kräutern garnieren.

Nährwertangaben

- Kalorien: 300

- Eiweiß: 10g

- Fett: 15g

- Kohlenhydrate: 35g

- Ballaststoffe: 6g

Portionsgröße: 1 Tasse

Zubereitungszeit: 25 Minuten

Zubereitungszeit: 20 Minuten

4: Puten-Gemüse-Pfanne mit braunem Reis

Gesundheitliche Vorteile

- Magerer Truthahn liefert Protein, das die Muskelreparatur und die Stoffwechselfunktion ohne überschüssiges gesättigtes Fett unterstützt.

- Buntes Gemüse bietet Vitamine, Mineralien und Antioxidantien, die die Leberzellen vor Schäden schützen und Entzündungen reduzieren.

- Brauner Reis ist ein Vollkorn, das reich an Ballaststoffen und komplexen Kohlenhydraten ist, die das Sättigungsgefühl fördern und den Blutzuckerspiegel regulieren.

Zutaten

- 1 Pfund magerer gemahlener Truthahn

- 2 Tassen gemischtes Gemüse (z. B. Paprika, Brokkoli und Zuckerschoten)

- 2 Knoblauchzehen, gehackt

- 1 Esslöffel geriebener Ingwer

- 2 Esslöffel natriumarme Sojasauce

- 1 Esslöffel Hoisin-Sauce

- 1 Esslöffel Sesamöl

- 2 Tassen gekochter brauner Reis

- Salz und Pfeffer nach Geschmack

- Optional: in Scheiben geschnittene Frühlingszwiebeln und Sesam zum Garnieren

Art der Zubereitung

1. In einer großen Pfanne oder einem Wok Sesamöl bei mittlerer bis hoher Hitze erhitzen. Putenhackfleisch dazugeben und braten, bis es gebräunt und durchgegart ist, dabei mit einem Löffel zerkleinern.

2. Gehackten Knoblauch und geriebenen Ingwer in die Pfanne geben. Weitere 1-2 Minuten kochen lassen, bis sie duften.

3. Gemischtes Gemüse in die Pfanne geben und 4-5 Minuten unter Rühren anbraten, bis das Gemüse zart-knusprig ist.

4. In einer kleinen Schüssel Sojasauce und Hoisinsauce verquirlen. Mit der Puten-Gemüse-Mischung in der Pfanne übergießen.

5. Gekochten braunen Reis in die Pfanne geben und gut vermengen. Weitere 2-3 Minuten kochen lassen, bis sie durchgegart sind.

6. Mit Salz und Pfeffer abschmecken. Nach Belieben mit in Scheiben geschnittenen Frühlingszwiebeln und Sesam garnieren.

7. Heiß servieren.

Nährwertangaben

- Kalorien: 350

- Eiweiß: 25g

- Fett: 10g

- Kohlenhydrate: 40g

- Ballaststoffe: 6g

Portionsgröße: 1,5 Tassen

Zubereitungszeit: 20 Minuten

Zubereitungszeit: 15 Minuten

5: Gegrilltes Hähnchen mit geröstetem Wurzelgemüse

Gesundheitliche Vorteile:

- Gegrillte Hähnchenbrust liefert mageres Protein, das die Muskelreparatur und die Stoffwechselfunktion unterstützt.

- Wurzelgemüse wie Karotten, Pastinaken und Süßkartoffeln sind reich an Ballaststoffen, Vitaminen und Antioxidantien, die die Gesundheit der Leber unterstützen und den Blutzuckerspiegel regulieren.

- Olivenöl und Kräuter sorgen für Geschmack und gesunde Fette ohne überschüssiges Natrium oder gesättigte Fette.

Zutaten

- 4 Hähnchenbrüste ohne Knochen und Haut

- 2 mittelgroße Karotten, geschält und in Scheiben geschnitten

- 2 Pastinaken, geschält und in Scheiben geschnitten

- 1 Süßkartoffel, geschält und in Würfel geschnitten

- 1 Esslöffel Olivenöl

- 1 Teelöffel getrockneter Thymian

- 1 Teelöffel getrockneter Rosmarin

- Salz und Pfeffer nach Geschmack

- Optional: gehackte frische Petersilie zum Garnieren

Art der Zubereitung

1. Den Grill auf mittlere bis hohe Hitze vorheizen. Hähnchenbrust mit Salz, Pfeffer, getrocknetem Thymian und getrocknetem Rosmarin würzen.

2. In einer großen Schüssel in Scheiben geschnittene Karotten, Pastinaken und Süßkartoffeln mit Olivenöl, Salz und Pfeffer vermengen.

3. Gewürzte Hähnchenbrust und vorbereitetes Gemüse auf den Grill legen. Grillen Sie das Hähnchen 4-5 Minuten pro Seite oder bis es gar ist. Grillen Sie das Gemüse 8-10 Minuten lang, oder bis es weich und leicht verkohlt ist.

4. Hähnchen und Gemüse vom Grill nehmen und einige Minuten ruhen lassen.

5. Gegrilltes Hähnchen mit geröstetem Wurzelgemüse servieren. Nach Belieben mit gehackter frischer Petersilie garnieren.

6. Heiß servieren.

Nährwertangaben

- Kalorien: 300

- Eiweiß: 30g

- Fett: 8g

- Kohlenhydrate: 25g

- Ballaststoffe: 6g

Portionsgröße: 1 Hähnchenbrust mit 1 Tasse geröstetem Gemüse

Zubereitungszeit: 25 Minuten

Zubereitungszeit: 15 Minuten

6: Auberginen-Linsen-Auflauf

Gesundheitliche Vorteile

- Auberginen sind reich an Antioxidantien und Ballaststoffen, die die Gesundheit der Leber unterstützen und den Blutzuckerspiegel regulieren.

- Linsen liefern pflanzliches Protein, Ballaststoffe und Folsäure, die die Gesundheit der Leber unterstützen und Entzündungen reduzieren.

- Tomatensauce enthält Lycopin, ein starkes Antioxidans, das die Leberzellen vor Schäden schützt.

Zutaten

- 1 große Aubergine, in Scheiben geschnitten

- 1 Tasse getrocknete grüne oder braune Linsen, abgespült

- 2 Tassen natriumarme Gemüsebrühe

- 1 Zwiebel, gewürfelt

- 2 Knoblauchzehen, gehackt

- 1 Dose (14 oz) gewürfelte Tomaten

- 1 Dose (8 oz) Tomatensauce

- 1 Teelöffel getrockneter Oregano

- 1 Teelöffel getrocknetes Basilikum

- Salz und Pfeffer nach Geschmack

- 1 Tasse geriebener Mozzarella (optional)

Art der Zubereitung

1. Den Ofen auf 190°C (375°F) vorheizen. Eine Auflaufform mit Olivenöl oder Antihaft-Kochspray einfetten.

2. In einer großen Pfanne Olivenöl bei mittlerer Hitze erhitzen. Die gewürfelte Zwiebel und den gehackten Knoblauch hinzufügen. Etwa 5 Minuten kochen, bis sie weich sind.

3. Abgespülte Linsen, gewürfelte Tomaten, Tomatensauce, Gemüsebrühe, getrockneten Oregano, getrocknetes Basilikum, Salz und Pfeffer in die Pfanne geben. Zum Kochen bringen, dann die Hitze reduzieren und zugedeckt 20-25 Minuten köcheln lassen, bis die Linsen weich sind.

4. Während die Linsenmischung kocht, Auberginenscheiben grillen oder grillen, bis sie weich und leicht verkohlt sind.

5. Die Hälfte der gegrillten Auberginenscheiben auf den Boden der vorbereiteten Auflaufform legen. Mit der Hälfte der Linsenmischung belegen. Die Schichten mit der restlichen Auberginen-Linsen-Mischung wiederholen.

6. Wenn Sie ihn verwenden, streuen Sie den geriebenen Mozzarella-Käse gleichmäßig über den Topf.

7. Im vorgeheizten Ofen 25-30 Minuten backen, bis sie sprudelnd und goldbraun sind.

8. Den Auflauf vor dem Servieren einige Minuten abkühlen lassen.

9. Heiß servieren.

Nährwertangaben:

- Kalorien: 250

- Eiweiß: 12g

- Fett: 3g

- Kohlenhydrate: 45g

- Ballaststoffe: 15g

Portionsgröße: 1,5 Tassen

Kochzeit: 1 Stunde

Zubereitungszeit: 20 Minuten

7: Garnelen- und Gemüsespieße mit Quinoa-Pilaw
Gesundheitliche Vorteile

- Garnelen sind eine magere Quelle für Proteine und Omega-3-Fettsäuren, die die Gesundheit der Leber unterstützen und Entzündungen reduzieren.

- Buntes Gemüse liefert Vitamine, Mineralien und Antioxidantien, die die Leberzellen vor Schäden schützen und das allgemeine Wohlbefinden fördern.

- Quinoa-Pilaw bietet Ballaststoffe, Proteine und essentielle Nährstoffe, die die Gesundheit der Leber unterstützen und den Blutzuckerspiegel regulieren.

Zutaten

- 1 Pfund große Garnelen, geschält und entdarmt

- 2 Paprika (rot, gelb oder orange), in Stücke geschnitten

- 1 Zucchini, in Scheiben geschnitten

- 1 gelber Kürbis, in Scheiben geschnitten

- 1 Zwiebel, in Stücke geschnitten

- 1 Tasse Quinoa

- 2 Tassen natriumarme Gemüsebrühe

- 2 Esslöffel Olivenöl

- 1 Teelöffel getrockneter Thymian

- 1 Teelöffel geräuchertes Paprikapulver

- Salz und Pfeffer nach Geschmack

- Holzspieße, 30 Minuten in Wasser eingeweicht

Art der Zubereitung

1. In einer großen Schüssel Garnelen und gehacktes Gemüse mit Olivenöl, getrocknetem Thymian, geräuchertem Paprikapulver, Salz und Pfeffer vermengen.

2. Garnelen und Gemüse abwechselnd auf Holzspieße stecken.

3. Den Grill auf mittlere bis hohe Hitze vorheizen. Die Spieße 3-4 Minuten pro Seite grillen, bis die Garnelen rosa und das Gemüse zart-knusprig sind.

4. Während die Spieße kochen, Quinoa unter kaltem Wasser abspülen. Quinoa und Gemüsebrühe in einem Topf verrühren. Zum Kochen bringen, dann die Hitze reduzieren, abdecken und 15 Minuten köcheln lassen, bis Quinoa gar und luftig ist.

5. Gegrillte Garnelen und Gemüsespieße mit Quinoa-Pilaw servieren.

6. Heiß servieren.

Nährwertangaben

- Kalorien: 300

- Eiweiß: 25g

- Fett: 10g

- Kohlenhydrate: 30g

- Ballaststoffe: 5g

Portionsgröße: 2 Spieße mit 1/2 Tasse Quinoa-Pilaw

Zubereitungszeit: 20 Minuten

Zubereitungszeit: 15 Minuten

8: Schwarze Bohnen und Gemüse-Enchiladas

Gesundheitliche Vorteile

- Schwarze Bohnen sind reich an Proteinen, Ballaststoffen und Antioxidantien, die die Gesundheit der Leber unterstützen und den Blutzuckerspiegel regulieren.

- Buntes Gemüse liefert Vitamine, Mineralien und sekundäre Pflanzenstoffe, die die Leberzellen vor Schäden schützen und Entzündungen reduzieren.

- Vollkorntortillas bieten Ballaststoffe und komplexe Kohlenhydrate, die das Sättigungsgefühl fördern und den Blutzuckerspiegel regulieren.

Zutaten

- 1 Dose (15 oz) schwarze Bohnen, abgetropft und abgespült

- 1 Tasse Maiskörner (frisch, gefroren oder aus der Dose)

- 1 Paprika, gewürfelt

- 1 Zwiebel, gewürfelt

- 2 Knoblauchzehen, gehackt

- 1 Teelöffel gemahlener Kreuzkümmel

- 1 Teelöffel Chilipulver

- 1 Dose (10 oz) Enchilada-Sauce

- 8 Vollkorn-Tortillas

- 1 Tasse geriebener Monterey Jack Käse

- Optionale Toppings: gewürfelte Avocado, gehackter Koriander, griechischer Joghurt

Art der Zubereitung

1. Den Ofen auf 190°C (375°F) vorheizen. Eine Auflaufform mit Olivenöl oder Antihaft-Kochspray einfetten.

2. In einer großen Pfanne Olivenöl bei mittlerer Hitze erhitzen. Zwiebelwürfel, Paprika und gehackten Knoblauch hinzufügen. Etwa 5 Minuten kochen, bis sie weich sind.

3. Schwarze Bohnen, Maiskörner, gemahlenen Kreuzkümmel und Chilipulver in die Pfanne geben.

Weitere 2-3 Minuten kochen lassen, bis sie durchgegart sind.

4. Eine dünne Schicht Enchilada-Sauce auf dem Boden der vorbereiteten Auflaufform verteilen.

5. Jede Tortilla mit einem Messlöffel der Mischung aus schwarzen Bohnen und Gemüse füllen. Den Teig fest aufrollen und mit der Naht nach unten in die Auflaufform legen.

6. Die restliche Enchilada-Sauce über die gerollten Tortillas gießen. Den geriebenen Monterey Jack Käse gleichmäßig darüber streuen.

7. Die Auflaufform mit Folie abdecken und im vorgeheizten Ofen 20-25 Minuten backen, bis der Käse durchgebacken ist und er geschmolzen ist und Blasen wirft.

8. Die Folie entfernen und weitere 5 Minuten backen, bis der Käse goldbraun ist.

9. Die Enchiladas vor dem Servieren einige Minuten abkühlen lassen.

10. Heiß servieren und nach Belieben mit gewürfelter Avocado, gehacktem Koriander und griechischem Joghurt garnieren.

Nährwertangaben

- Kalorien: 350

- Eiweiß: 15g

- Fett: 12g

- Kohlenhydrate: 45g

- Ballaststoffe: 10g

Portionsgröße: 2 Enchiladas

Zubereitungszeit: 45 Minuten

Zubereitungszeit: 20 Minuten

KAPITEL 4

Snacks und Vorspeisen

1: Avocado-Toast mit Tomaten und Basilikum

Gesundheitliche Vorteile

- Avocado ist reich an einfach ungesättigten Fetten, die die Herzgesundheit unterstützen und Entzündungen reduzieren.

- Tomaten sind eine gute Quelle für Lycopin, ein Antioxidans, das die Gesundheit der Leber unterstützt und oxidativen Stress reduziert.

- Basilikum liefert zusätzliche Antioxidantien und entzündungshemmende Verbindungen, um das allgemeine Wohlbefinden zu fördern.

Zutaten

- 2 Scheiben Vollkornbrot

- 1 reife Avocado

- 1 mittelgroße Tomate, in Scheiben geschnitten

- Frische Basilikumblätter

- Salz und Pfeffer nach Geschmack

- Optional: Zitronensaft, rote Paprikaflocken

Art der Zubereitung

1. Die Vollkornbrotscheiben goldbraun rösten.

2. Die reife Avocado in einer Schüssel zerdrücken und mit Salz, Pfeffer und optional Zitronensaft würzen.

3. Die zerdrückte Avocado gleichmäßig auf den gerösteten Brotscheiben verteilen.

4. Jede Scheibe mit Tomatenscheiben und frischen Basilikumblättern belegen.

5. Nach Belieben mit zusätzlichem Salz, Pfeffer und optional roten Chiliflocken bestreuen.

6. Sofort servieren und genießen!

Nährwertangaben:

- Kalorien: 150 kcal

- Fett: 10g

- Gesättigte Fettsäuren: 1,5 g

- Natrium: 150mg

- Kohlenhydrate: 14g

- Ballaststoffe: 6g

- Eiweiß: 3g

Portionsgröße: 2 Scheiben Avocado-Toast

Zubereitungszeit: 5 Minuten

Zubereitungszeit: 5 Minuten

2: Griechischer Joghurt mit Beeren und Mandeln

Gesundheitliche Vorteile

- Griechischer Joghurt ist reich an Proteinen und Probiotika, die die Darmgesundheit unterstützen und die Verdauung fördern.

- Beeren sind reich an Antioxidantien und Ballaststoffen, die die Gesundheit der Leber fördern und Entzündungen reduzieren.

- Mandeln liefern gesunde Fette, Proteine und Vitamin E, die die Herzgesundheit unterstützen und oxidativen Stress reduzieren.

Zutaten

- 1 Tasse griechischer Joghurt (ungesüßt)

- 1/2 Tasse gemischte Beeren (z.B. Erdbeeren, Heidelbeeren, Himbeeren)

- 1 Esslöffel gehobelte Mandeln

- Optional: Honig oder Ahornsirup für die Süße

Art der Zubereitung

1. Den griechischen Joghurt in eine Servierschüssel geben.

2. Mit gemischten Beeren und gehobelten Mandeln belegen.

3. Für die Süße wahlweise mit Honig oder Ahornsirup beträufeln.

4. Sofort servieren und genießen!

Nährwertangaben:

- Kalorien: 200 kcal

- Fett: 8g

- Gesättigte Fettsäuren: 1g

- Natrium: 70mg

- Kohlenhydrate: 20g

- Ballaststoffe: 5g

- Eiweiß: 15g

Portionsgröße: 1 Tasse Joghurt mit Toppings

Zubereitungszeit: 5 Minuten

Zubereitungszeit: 0 Minuten

3: Hummus mit Gemüsesticks

Gesundheitliche Vorteile

- Hummus wird aus Kichererbsen hergestellt, die reich an Proteinen, Ballaststoffen und Antioxidantien sind, die die Gesundheit der Leber unterstützen und den Blutzuckerspiegel regulieren.

- Gemüsesticks wie Karotten, Gurken und Paprika liefern zusätzliche Ballaststoffe, Vitamine und Mineralien, die das allgemeine Wohlbefinden fördern.

Zutaten

- 1 Tasse Kichererbsen aus der Dose, abgetropft und abgespült

- 2 Esslöffel Tahini

- 2 Esslöffel Zitronensaft

- 1 Knoblauchzehe, gehackt

- 2 Esslöffel Olivenöl

- Salz und Pfeffer nach Geschmack

- Gemüsesticks (Karotten, Gurken, Paprika) zum Dippen

Art der Zubereitung

1. In einer Küchenmaschine Kichererbsen, Tahini, Zitronensaft, Knoblauch und Olivenöl vermischen.

2. Mixen, bis alles glatt ist, und bei Bedarf Wasser hinzufügen, um die gewünschte Konsistenz zu erreichen.

3. Mit Salz und Pfeffer abschmecken.

4. Den Hummus mit Gemüsesticks zum Dippen servieren.

5. Genießen Sie es als nahrhaften Snack oder Vorspeise!

Nährwertangaben

- Kalorien: 150 kcal

- Fett: 9g

- Gesättigte Fettsäuren: 1g

- Natrium: 150mg

- Kohlenhydrate: 15g

- Ballaststoffe: 5g

- Eiweiß: 5g

Portionsgröße: 1/4 Tasse Hummus mit Gemüsesticks

Zubereitungszeit: 10 Minuten

4: Quinoa-Salat mit Spinat und Feta

Gesundheitliche Vorteile

- Quinoa ist ein glutenfreies Vollkorn, das Proteine, Ballaststoffe und essentielle Nährstoffe liefert, um die Gesundheit der Leber zu unterstützen und den Blutzuckerspiegel zu regulieren.

- Spinat ist reich an Antioxidantien, Vitaminen und Mineralien, die die Entgiftung der Leber fördern und Entzündungen reduzieren.

- Fetakäse fügt Eiweiß und Kalzium hinzu und verleiht dem Salat einen Geschmacksschub.

Zutaten

- 1 Tasse gekochter Quinoa

- 2 Tassen frischer Blattspinat

- 1/4 Tasse zerbröckelter Fetakäse

- 1/4 Tasse Kirschtomaten, halbiert

- 2 Esslöffel natives Olivenöl extra

- 1 Esslöffel Balsamico-Essig

- Salz und Pfeffer nach Geschmack

Art der Zubereitung

1. In einer großen Schüssel den gekochten Quinoa, den frischen Blattspinat, den zerbröckelten Fetakäse und die Kirschtomaten vermischen.

2. Mit nativem Olivenöl extra und Balsamico-Essig beträufeln.

3. Mit Salz und Pfeffer abschmecken.

4. Wenden, bis alles gut vermischt ist.

5. Sofort servieren oder für den späteren Genuss in den Kühlschrank stellen.

Nährwertangaben:

- Kalorien: 250 kcal

- Fett: 15g

- Gesättigte Fettsäuren: 3g

- Natrium: 200mg

- Kohlenhydrate: 25g

- Ballaststoffe: 5g

- Eiweiß: 8g

Portionsgröße: 1 Tasse Quinoa-Salat

Zubereitungszeit: 15 Minuten

Kochzeit: 15 Minuten (für Quinoa)

5: Gebackene Süßkartoffel-Pommes

Gesundheitliche Vorteile

- Süßkartoffeln sind reich an Ballaststoffen, Vitaminen und Antioxidantien, die die Gesundheit der Leber unterstützen und den Blutzuckerspiegel regulieren.

- Das Backen von Süßkartoffel-Pommes frites anstelle von Frittieren reduziert die Menge an ungesunden Fetten und Kalorien, was sie zu einer gesünderen Alternative zu herkömmlichen Pommes Frites macht.

Zutaten

- 2 mittelgroße Süßkartoffeln, geschält und in Pommes frites geschnitten

- 1 Esslöffel Olivenöl

- 1 Teelöffel Paprika

- 1/2 Teelöffel Knoblauchpulver

- Salz und Pfeffer nach Geschmack

Art der Zubereitung

1. Den Ofen auf 220°C (425°F) vorheizen und ein Backblech mit Backpapier auslegen.

2. In einer großen Schüssel die Süßkartoffelpommes mit Olivenöl, Paprikapulver, Knoblauchpulver, Salz und Pfeffer vermengen, bis sie gleichmäßig bedeckt sind.

3. Die Pommes frites in einer Schicht auf dem vorbereiteten Backblech verteilen und darauf achten, dass sie nicht überfüllt sind.

4. Im vorgeheizten Ofen 20-25 Minuten backen, dabei nach der Hälfte der Zeit wenden, bis die Pommes goldbraun und knusprig sind.

5. Aus dem Ofen nehmen und vor dem Servieren etwas abkühlen lassen.

6. Genießen Sie die gebackenen Süßkartoffel-Pommes als leckeren und nahrhaften Snack oder Vorspeise!

Nährwertangaben

- Kalorien: 150 kcal

- Fett: 4g

- Gesättigte Fettsäuren: 0,5 g

- Natrium: 150mg

- Kohlenhydrate: 27g

- Ballaststoffe: 4g

- Eiweiß: 2g

Portionsgröße: 1 Tasse Süßkartoffel-Pommes

Zubereitungszeit: 10 Minuten

Kochzeit: 20-25 Minuten

6: Spinat-Artischocken-Dip

Gesundheitliche Vorteile

- Spinat ist reich an Antioxidantien, Vitaminen und Mineralien, die die Gesundheit der Leber unterstützen und Entzündungen reduzieren.

- Artischocken sind eine gute Quelle für Ballaststoffe, Vitamine und Antioxidantien, die die Gesundheit der Verdauung fördern und die Entgiftung der Leber unterstützen.

Zutaten

- 1 Tasse gekochter Spinat, gehackt

- 1 Tasse Artischockenherzen aus der Dose, abgetropft und gehackt

- 1/2 Tasse griechischer Joghurt (ungesüßt)

- 1/4 Tasse Mayonnaise (fettarm)

- 1/4 Tasse geriebener Parmesan

- 2 Knoblauchzehen, gehackt

- Salz und Pfeffer nach Geschmack

Art der Zubereitung

1. Den Ofen auf 190°C (375°F) vorheizen.

2. In einer Rührschüssel den gekochten Spinat, die gehackten Artischockenherzen, den griechischen Joghurt, die Mayonnaise, den geriebenen Parmesan, den gehackten Knoblauch, Salz und Pfeffer vermischen.

3. Die Masse in eine ofenfeste Auflaufform geben und gleichmäßig verteilen.

4. Im vorgeheizten Ofen 20-25 Minuten backen, bis sie blubbernd und goldbraun sind.

5. Aus dem Ofen nehmen und vor dem Servieren etwas abkühlen lassen.

6. Den Spinat-Artischocken-Dip mit Vollkorncrackern oder Gemüsesticks zum Dippen servieren.

Nährwertangaben:

- Portionsgröße: 1/4 Tasse Dip

- Kalorien: 100 kcal

- Fett: 7g

- Gesättigte Fettsäuren: 2g

- Natrium: 200mg

- Kohlenhydrate: 6g

- Ballaststoffe: 2g

- Eiweiß: 5g

Portionsgröße: 1/4 Tasse Dip

Zubereitungszeit: 10 Minuten

Kochzeit: 20-25 Minuten

7: Gurken- und Hummus-Häppchen

Gesundheitliche Vorteile

- Gurken sind kalorienarm und haben einen hohen Wassergehalt, was sie zu einem hydratisierenden und erfrischenden Snack macht.

- Hummus liefert Proteine, Ballaststoffe und gesunde Fette, die das Sättigungsgefühl unterstützen und die Gesundheit der Leber fördern.

Zutaten

- 1 Englische Gurke

- 1/2 Tasse Hummus (selbstgemacht oder gekauft)

- Kirschtomaten, in Scheiben geschnitten (optional)

- Frische Petersilie oder Dill zum Garnieren (optional)

Art der Zubereitung

1. Die Gurke in etwa 1/4 cm dicke Scheiben schneiden.

2. Jede Gurkenrunde mit einem kleinen Löffel Hummus belegen.

3. Nach Belieben mit in Scheiben geschnittenen Kirschtomaten und frischer Petersilie oder Dill garnieren.

4. Die Gurken- und Hummus-Häppchen auf einer Servierplatte anrichten.

5. Sofort servieren oder bis zum Genuss in den Kühlschrank stellen.

Nährwertangaben:

- Kalorien: 50 kcal

- Fett: 3g

- Gesättigte Fettsäuren: 0g

- Natrium: 100mg

- Kohlenhydrate: 5g

- Ballaststoffe: 2g

- Eiweiß: 2g

Portionsgröße: 4 Gurken- und Hummus-Häppchen

Zubereitungszeit: 10 Minuten

8: Gefüllte Paprika mit Quinoa und schwarzen Bohnen

Gesundheitliche Vorteile

- Paprika ist reich an Vitamin C, Antioxidantien und Ballaststoffen, die die Gesundheit der Leber unterstützen und Entzündungen reduzieren.

- Quinoa und schwarze Bohnen liefern Proteine, Ballaststoffe und essentielle Nährstoffe, die das Sättigungsgefühl fördern und den Blutzuckerspiegel regulieren.

Zutaten

- 4 große Paprika (beliebige Farbe)

- 1 Tasse gekochter Quinoa

- 1 Tasse gekochte schwarze Bohnen, abgetropft und abgespült

- 1/2 Tasse gewürfelte Tomaten

- 1/2 Tasse gewürfelte rote Zwiebel

- 1/4 Tasse gehackter frischer Koriander

- 1 Teelöffel gemahlener Kreuzkümmel

- Salz und Pfeffer nach Geschmack

- Optionale Toppings: Avocadoscheiben, geriebener Käse, Salsa

Art der Zubereitung

1. Den Ofen auf 190°C (375°F) vorheizen.

2. Die Paprika von den Spitzen abschneiden und die Kerne und Häute entfernen.

3. In einer Rührschüssel den gekochten Quinoa, die schwarzen Bohnen, die gewürfelten Tomaten, die gewürfelte rote Zwiebel, den gehackten frischen Koriander, den gemahlenen Kreuzkümmel, das Salz und den Pfeffer vermischen.

4. Die Paprika mit der Mischung aus Quinoa und schwarzen Bohnen füllen und leicht andrücken, um die Füllung zu verpacken.

5. Die gefüllte Paprika aufrecht in eine Auflaufform legen.

6. Die Auflaufform mit Alufolie abdecken und im vorgeheizten Backofen 30-35 Minuten backen, bis die Paprika weich sind.

7. Aus dem Ofen nehmen und vor dem Servieren etwas abkühlen lassen.

8. Servieren Sie die gefüllten Paprika mit optionalen Toppings wie Avocadoscheiben, geriebenem Käse oder Salsa.

Nährwertangaben

- Portionsgröße: 1 gefüllte Paprika

- Kalorien: 200 kcal

- Fett: 2g

- Gesättigte Fettsäuren: 0g

- Natrium: 300mg

- Kohlenhydrate: 40g

- Ballaststoffe: 10g

- Eiweiß: 10g

Portionsgröße: 1 gefüllte Paprika

Zubereitungszeit: 20 Minuten

Kochzeit: 30-35 Minuten

9: Thunfisch-Salat-Salat-Wraps

Gesundheitliche Vorteile

- Thunfisch ist eine magere Proteinquelle, die essentielle Aminosäuren und Omega-3-Fettsäuren liefert, die die Herzgesundheit unterstützen und Entzündungen reduzieren.

- Salatblätter dienen als kalorienarme und nährstoffreiche Alternative zu Brot oder Tortillas, reduzieren die Kohlenhydrataufnahme und fördern das Gewichtsmanagement.

Zutaten

- 1 Dose (5 oz) Thunfisch in Wasser, abgetropft

- 2 Esslöffel griechischer Joghurt (ungesüßt)

- 1 Esslöffel Dijon-Senf

- 1 Esslöffel Zitronensaft

- 1/4 Tasse gewürfelter Sellerie

- 1/4 Tasse gewürfelte rote Zwiebel

- Salz und Pfeffer nach Geschmack

- Salatblätter (z.B. Römersalat oder Buttersalat)

Art der Zubereitung

1. In einer Rührschüssel den abgetropften Thunfisch, den griechischen Joghurt, den Dijon-Senf, den Zitronensaft, den gewürfelten Sellerie und die gewürfelte rote Zwiebel vermischen.

2. Mit Salz und Pfeffer abschmecken und gut verrühren.

3. Die Thunfischsalatmischung auf die Salatblätter geben und gleichmäßig auf die Blätter verteilen.

4. Die Salatblätter zu Wickeln aufrollen und ggf. mit Zahnstochern fixieren.

5. Servieren Sie die Thunfischsalat-Salat-Salat-Wraps sofort oder stellen Sie sie in den Kühlschrank, bis Sie sie genießen können.

Nährwertangaben:

- Kalorien: 150 kcal

- Fett: 2g

- Gesättigte Fettsäuren: 0,5 g

- Natrium: 300mg

- Kohlenhydrate: 5g

- Ballaststoffe: 2g

- Eiweiß: 25g

Portionsgröße: 2 Salat-Wraps

Zubereitungszeit: 10 Minuten

10: Gebackene Auberginenchips

Gesundheitliche Vorteile

- Auberginen sind kalorienarm und reich an Ballaststoffen, Vitaminen und Antioxidantien, die die Gesundheit der Leber unterstützen und Entzündungen reduzieren.

- Auberginenchips zu backen, anstatt sie zu frittieren, reduziert die Menge an ungesunden Fetten und Kalorien, was sie zu einer gesünderen Snack-Option macht.

Zutaten

- 1 große Aubergine, in dünne Scheiben geschnitten

- 2 Esslöffel Olivenöl

- 1/4 Tasse geriebener Parmesan

- 1 Teelöffel italienisches Gewürz

- Salz und Pfeffer nach Geschmack

Art der Zubereitung

1. Den Ofen auf 200°C (400°F) vorheizen und ein Backblech mit Backpapier auslegen.

2. Die in dünne Scheiben geschnittenen Auberginenscheiben in einer Schicht auf das vorbereitete Backblech legen.

3. Die Auberginenscheiben mit Olivenöl beträufeln und mit geriebenem Parmesan, italienischen Gewürzen, Salz und Pfeffer bestreuen.

4. Im vorgeheizten Backofen 20-25 Minuten backen, bis die Auberginenchips goldbraun und knusprig sind.

5. Aus dem Ofen nehmen und vor dem Servieren etwas abkühlen lassen.

6. Servieren Sie die gebackenen Auberginenchips als nahrhaften und sättigenden Snack.

Nährwertangaben

- Kalorien: 150 kcal

- Fett: 8g

- Gesättigte Fettsäuren: 1,5 g

- Natrium: 200mg

- Kohlenhydrate: 15g

- Ballaststoffe: 5g

- Eiweiß: 6g

Portionsgröße: 1 Tasse Auberginenchips

Zubereitungszeit: 10 Minuten

Kochzeit: 20-25 Minuten

KAPITEL 5

Desserts und süße Leckereien

1. Beeren-Chiasamen-Pudding

Gesundheitliche Vorteile

- Reich an Antioxidantien aus Beeren, die die Gesundheit der Leber unterstützen.

- Chiasamen sind reich an Ballaststoffen, Omega-3-Fettsäuren und Proteinen, fördern das Sättigungsgefühl und unterstützen die Verdauung.

Zutaten

- 1/4 Tasse Chiasamen

- 1 Tasse ungesüßte Mandelmilch

- 1/2 Teelöffel Vanilleextrakt

- 1 Esslöffel Honig oder Ahornsirup (optional)

- 1/2 Tasse gemischte Beeren (z.B. Erdbeeren, Heidelbeeren, Himbeeren)

Art der Zubereitung

1. In einer Schüssel Chiasamen, Mandelmilch, Vanilleextrakt und ggf. Honig/Ahornsirup vermischen. Gut umrühren.

2. Die Schüssel abdecken und für mindestens 4 Stunden oder über Nacht in den Kühlschrank stellen, damit die Chiasamen die Flüssigkeit aufnehmen und eindicken können.

3. Sobald der Pudding fest geworden ist, erneut umrühren, um alle Klumpen aufzulösen.

4. Servieren Sie den Chiasamen-Pudding mit gemischten Beeren.

Nährwertangaben

- Kalorien: 150

- Eiweiß: 4g

- Fett: 7g

- Kohlenhydrate: 19g

- Ballaststoffe: 9g

Portionsgröße: 1/2 Tasse

Zubereitungszeit: 5 Minuten

Kochzeit: 4 Stunden (Kühlzeit)

2. Bratäpfel mit Zimt und Walnüssen

Gesundheitliche Vorteile

- Äpfel sind reich an Ballaststoffen und Antioxidantien und unterstützen die Gesundheit der Leber und die Verdauung.

- Walnüsse liefern gesunde Fette und Proteine, fördern das Sättigungsgefühl und reduzieren Entzündungen.

- Zimt hat entzündungshemmende Eigenschaften und kann helfen, den Blutzuckerspiegel zu regulieren.

Zutaten

- 2 große Äpfel, entkernt

- 1 Esslöffel gehackte Walnüsse

- 1/2 Teelöffel gemahlener Zimt

- 1 Teelöffel Honig oder Ahornsirup (optional)

- 1/4 Tasse Wasser

Art der Zubereitung

1. Den Ofen auf 190°C (375°F) vorheizen.

2. Die entkernten Äpfel in eine Auflaufform geben. Jede Apfelhöhle mit gehackten Walnüssen füllen und mit gemahlenem Zimt bestreuen. Nach Belieben mit Honig oder Ahornsirup beträufeln.

3. Gieße Wasser in den Boden der Auflaufform, damit die Äpfel nicht austrocknen.

4. Die Äpfel im vorgeheizten Ofen 25-30 Minuten backen, bis sie weich sind.

5. Die Bratäpfel warm servieren, wahlweise mit einem Klecks griechischem Joghurt oder einer Prise Zimt.

Nährwertangaben

- Kalorien: 120

- Eiweiß: 2g

- Fett: 3g

- Kohlenhydrate: 25g

- Ballaststoffe: 5g

Portionsgröße: 1 Bratapfel

Zubereitungszeit: 10 Minuten

Kochzeit: 25-30 Minuten

3. Bananen-Haferflocken-Kekse

Gesundheitliche Vorteile:

- Bananen bieten natürliche Süße und sind reich an Kalium, Ballaststoffen und Vitaminen, die die Gesundheit von Herz und Leber unterstützen.

- Hafer ist reich an löslichen Ballaststoffen, die helfen, den Cholesterinspiegel zu regulieren und das Sättigungsgefühl zu fördern.

Zutaten

- 2 reife Bananen, püriert

- 1 Tasse Haferflocken

- 1/4 Tasse gehackte Nüsse (z.B. Walnüsse oder Mandeln)

- 1/4 Tasse Rosinen oder getrocknete Cranberries

- 1/2 Teelöffel gemahlener Zimt

- 1/4 Teelöffel Vanilleextrakt

Art der Zubereitung

1. Den Ofen auf 175°C (350°F) vorheizen. Ein Backblech mit Backpapier auslegen.

2. In einer Schüssel zerdrückte Bananen, Haferflocken, gehackte Nüsse, Rosinen oder getrocknete Cranberries, Zimt und Vanilleextrakt vermischen. Mixen, bis alles gut vermischt ist.

3. Löffelweise den Plätzchenteig auf das vorbereitete Backblech fallen lassen und dabei gleichmäßig auseinander halten.

4. Jeden Keks mit der Rückseite eines Löffels leicht flach drücken.

5. Die Kekse im vorgeheizten Ofen 15-20 Minuten backen, bis sie goldbraun sind und sich fest anfühlen.

6. Die Kekse 5 Minuten auf dem Backblech abkühlen lassen, bevor sie auf ein Kuchengitter gelegt werden, damit sie vollständig auskühlen.

Nährwertangaben

- Kalorien: 70

- Eiweiß: 2g

- Fett: 2g

- Kohlenhydrate: 12g

- Ballaststoffe: 2g

Portionsgröße: 2 Kekse

Zubereitungszeit: 10 Minuten

Zubereitungszeit: 15-20 Minuten

4. Griechisches Joghurtparfait mit gemischten Beeren
Gesundheitliche Vorteile

- Griechischer Joghurt ist reich an Proteinen und Probiotika, die die Gesundheit der Verdauung unterstützen und das Sättigungsgefühl fördern.

- Gemischte Beeren liefern Antioxidantien und Ballaststoffe, unterstützen die Gesundheit der Leber und reduzieren Entzündungen.

Zutaten

- 1 Tasse griechischer Naturjoghurt

- 1/2 Tasse gemischte Beeren (z.B. Erdbeeren, Heidelbeeren, Himbeeren)

- 2 Esslöffel Müsli

- 1 Esslöffel Honig oder Ahornsirup (optional)

Art der Zubereitung

1. In einem Glas oder einer Schüssel griechischen Joghurt, gemischte Beeren und Müsli schichten.

2. Nach Belieben mit Honig oder Ahornsirup beträufeln.

3. Wiederholen Sie die Schichten, bis alle Zutaten aufgebraucht sind, und geben Sie zum Schluss eine Prise Müsli darüber.

Nährwertangaben

- Kalorien: 150

- Eiweiß: 15g

- Fett: 2g

- Kohlenhydrate: 20g

- Ballaststoffe: 3g

Portionsgröße: 1 Parfait

Zubereitungszeit: 5 Minuten

Zubereitungszeit: 0 Minuten

5. Kakao-Avocado-Mousse

Gesundheitliche Vorteile

- Avocado liefert gesunde Fette und Ballaststoffe und fördert die Herzgesundheit und das Sättigungsgefühl.

- Kakaopulver ist reich an Antioxidantien und kann helfen, Entzündungen zu reduzieren und die Stimmung zu verbessern.

Zutaten

- 1 reife Avocado

- 2 Esslöffel ungesüßtes Kakaopulver

- 2 Esslöffel Honig oder Ahornsirup

- 1/2 Teelöffel Vanilleextrakt

- Prise Salz

- Optionale Toppings: geschnittene Erdbeeren, gehobelte dunkle Schokolade, gehackte Nüsse

Art der Zubereitung

1. Das Fruchtfleisch der Avocado in einen Mixer oder eine Küchenmaschine geben.

2. Kakaopulver, Honig oder Ahornsirup, Vanilleextrakt und eine Prise Salz hinzufügen.

3. Mixen, bis alles glatt und cremig ist, dabei die Seiten nach Bedarf abkratzen.

4. Die Mousse in Servierschalen geben und mindestens 30 Minuten in den Kühlschrank stellen.

5. Servieren Sie die Kakao-Avocado-Mousse nach Belieben mit geschnittenen Erdbeeren, gehobelter dunkler Schokolade oder gehackten Nüssen.

Nährwertangaben

- Kalorien: 180

- Eiweiß: 2g

- Fett: 10g

- Kohlenhydrate: 22g

- Ballaststoffe: 7g

Portionsgröße: 1/2 Tasse

Zubereitungszeit: 5 Minuten

Kühlzeit: 30 Minuten

6. Gemischte Beeren-Smoothie-Bowl
Gesundheitliche Vorteile

- Beeren sind reich an Antioxidantien und Ballaststoffen, die die Gesundheit der Leber unterstützen und Entzündungen reduzieren.

- Griechischer Joghurt liefert Eiweiß und Probiotika und fördert die Gesundheit und das Sättigungsgefühl der Verdauung.

- Chiasamen sind reich an Omega-3-Fettsäuren und Ballaststoffen, die die Verdauung unterstützen und den Blutzuckerspiegel regulieren.

Zutaten

- 1 Tasse gemischte Beeren (z.B. Erdbeeren, Heidelbeeren, Himbeeren)

- 1/2 Tasse griechischer Naturjoghurt

- 1 Esslöffel Chiasamen

- 1/4 Tasse Müsli

- Optionale Toppings: Bananenscheiben, Kokosraspeln, Honig oder Ahornsirup

Art der Zubereitung

1. In einem Mixer gemischte Beeren, griechischen Joghurt und Chiasamen vermischen. Mixen, bis eine glatte Masse entsteht.

2. Den Smoothie in eine Schüssel geben und mit Müsli und optionalen Toppings wie Bananenscheiben, Kokosraspeln oder einem Spritzer Honig oder Ahornsirup belegen.

Nährwertangaben

- Kalorien: 250

- Eiweiß: 15g

- Fett: 6g

- Kohlenhydrate: 35g

- Ballaststoffe: 8g

Portionsgröße: 1 Smoothie-Bowl

Zubereitungszeit: 5 Minuten

7. Mango-Kokos-Chia-Pudding

Gesundheitliche Vorteile

- Mangos sind reich an Vitaminen, Mineralien und Antioxidantien, die die Immunfunktion und die Gesundheit der Leber unterstützen.

- Kokosmilch liefert gesunde Fette und mittelkettige Triglyceride (MCTs), die die Energieproduktion und den Stoffwechsel unterstützen.

Zutaten

- 1 reife Mango, gewürfelt

- 1 Tasse Kokosmilch

- 1/4 Tasse Chiasamen

- 1 Esslöffel Honig oder Ahornsirup (optional)

- Kokosraspeln, zum Garnieren

Art der Zubereitung

1. In einem Mixer die gewürfelte Mango und die Kokosmilch verrühren. Mixen, bis eine glatte Masse entsteht.

2. Die Mango-Kokos-Mischung in eine Schüssel oder ein Glas geben und nach Belieben Chiasamen und Honig oder Ahornsirup unterrühren.

3. Zugedeckt mindestens 4 Stunden oder über Nacht in den Kühlschrank stellen, damit die Chiasamen die Flüssigkeit aufnehmen und eindicken können.

4. Sobald der Pudding fest geworden ist, gut umrühren und mit Kokosraspeln belegt servieren.

Nährwertangaben

- Kalorien: 250

- Eiweiß: 5g

- Fett: 15g

- Kohlenhydrate: 28g

- Ballaststoffe: 9g

Portionsgröße: 1/2 Tasse

Zubereitungszeit: 10 Minuten

Kühlzeit: 4 Stunden

8. Mandelbutter-Bananen-Häppchen

Gesundheitliche Vorteile

- Bananen bieten natürliche Süße und sind reich an Kalium und Ballaststoffen, was die Gesundheit von Herz und Verdauung unterstützt.

- Mandelmus ist reich an gesunden Fetten, Eiweiß und Vitamin E, die das Sättigungsgefühl fördern und die Leberfunktion unterstützen.

Zutaten

- 2 Bananen, geschält und in Scheiben geschnitten

- 2 Esslöffel Mandelmus

- 2 Esslöffel ungesüßte Kokosraspeln

- 1 Esslöffel gehackte Nüsse (z.B. Mandeln oder Walnüsse)

Art der Zubereitung

1. Bananenscheiben mit Mandelmus bestreichen.

2. Kokosraspeln und gehackte Nüsse über das Mandelmus streuen.

3. Sofort servieren oder in den Kühlschrank stellen, um eine festere Textur zu erhalten.

Nährwertangaben

- Kalorien: 180

- Eiweiß: 4g

- Fett: 10g

- Kohlenhydrate: 20g

- Ballaststoffe: 4g

Portionsgröße: 4 Bananenstücke

Zubereitungszeit: 5 Minuten

9. Kürbisgewürz-Haferflocken-Kekse

Gesundheitliche Vorteile

- Kürbis ist reich an Beta-Carotin, Vitaminen und Ballaststoffen und unterstützt die Immunfunktion und die Gesundheit der Verdauung.

- Hafer liefert lösliche Ballaststoffe, die helfen, den Cholesterinspiegel zu regulieren und das Sättigungsgefühl zu fördern.

Zutaten

- 1 Tasse Haferflocken

- 1/2 Tasse Kürbispüree

- 1/4 Tasse Honig oder Ahornsirup

- 1 Teelöffel Kürbiskuchengewürz

- 1/4 Tasse gehackte Nüsse (z.B. Pekannüsse oder Walnüsse)

Art der Zubereitung

1. Den Ofen auf 175°C (350°F) vorheizen. Ein Backblech mit Backpapier auslegen.

2. In einer Schüssel Haferflocken, Kürbispüree, Honig oder Ahornsirup, Kürbiskuchengewürz und gehackte Nüsse vermischen. Mixen, bis alles gut vermischt ist.

3. Löffelweise den Plätzchenteig auf das vorbereitete Backblech fallen lassen und dabei gleichmäßig auseinander halten.

4. Jeden Keks mit der Rückseite eines Löffels leicht flach drücken.

5. Die Kekse im vorgeheizten Ofen 12-15 Minuten backen, bis sie goldbraun sind und sich fest anfühlen.

6. Die Kekse 5 Minuten auf dem Backblech abkühlen lassen, bevor sie auf ein Kuchengitter gelegt werden, damit sie vollständig auskühlen.

Nährwertangaben

- Kalorien: 80

- Eiweiß: 2g

- Fett: 3g

- Kohlenhydrate: 12g

- Ballaststoffe: 2g

Portionsgröße: 2 Kekse

Zubereitungszeit: 10 Minuten

Kochzeit: 12-15 Minuten

10. Heidelbeer-Bananen-Nice-Creme

Gesundheitliche Vorteile

- Bananen bieten natürliche Süße und sind reich an Kalium, Ballaststoffen und Vitaminen, die die Gesundheit von Herz und Verdauung unterstützen.

- Heidelbeeren sind reich an Antioxidantien und Ballaststoffen, unterstützen die Gesundheit der Leber und reduzieren Entzündungen.

Zutaten

- 2 reife Bananen, in Scheiben geschnitten und gefroren

- 1 Tasse gefrorene Blaubeeren

- 1/4 Tasse ungesüßte Mandelmilch

- 1 Esslöffel Honig oder Ahornsirup (optional)

Art der Zubereitung

1. In einem Mixer oder einer Küchenmaschine gefrorene Bananenscheiben, gefrorene Blaubeeren, Mandelmilch und nach Belieben Honig oder Ahornsirup vermischen.

2. Mixen, bis alles glatt und cremig ist, dabei die Seiten nach Bedarf abkratzen.

3. Servieren Sie die Blaubeer-Bananen-Nice-Cream sofort als Soft-Serve oder füllen Sie sie in einen Behälter und frieren Sie sie für 1-2 Stunden ein, um eine festere Textur zu erhalten.

4. Nach Belieben vor dem Servieren mit frischen Heidelbeeren oder Bananenscheiben garnieren.

Nährwertangaben

- Kalorien: 150

- Eiweiß: 2g

- Fett: 1g

- Kohlenhydrate: 38g

- Ballaststoffe: 5g

Portionsgröße: 1/2 Tasse

Zubereitungszeit: 5 Minuten

Kühlzeit: 1-2 Stunden (optional)

KAPITEL 6

Getränke

1. Grüner Detox-Smoothie

Gesundheitliche Vorteile

- Reich an Antioxidantien, die die Entgiftung der Leber unterstützen.

- Liefert Ballaststoffe für Verdauung und Sättigung.

- Enthält feuchtigkeitsspendende Inhaltsstoffe für die allgemeine Gesundheit.

Zutaten

- 1 Tasse Blattspinat

- 1/2 Gurke, geschält und in Scheiben geschnitten

- 1/2 grüner Apfel, entkernt und gehackt

- 1/2 Zitrone, entsaftet

- 1/2 Zoll frischer Ingwer, geschält

- 1/2 Tasse Kokoswasser oder Wasser

- Eiswürfel (optional)

Art der Zubereitung

1. Alle Zutaten in einen Mixer geben.

2. Mixen, bis eine glatte Masse entsteht.

3. Nach Belieben Eiswürfel dazugeben und erneut mixen, bis alles gut vermischt ist.

4. In Gläser füllen und sofort servieren.

Nährwertangaben

- Kalorien: 70 kcal

- Eiweiß: 2g

- Fett: 0,5g

- Kohlenhydrate: 16g

- Ballaststoffe: 4g

- Zucker: 9g

Portionsgröße: 1 Smoothie

Zubereitungszeit: 5 Minuten

Zubereitungszeit: 5 Minuten

2. Goldene Kurkuma-Milch

Gesundheitliche Vorteile

- Enthält entzündungshemmende Eigenschaften von Kurkuma.

- Bietet Wärme und Komfort, um die Verdauung zu unterstützen.

- Kann helfen, Leberentzündungen zu reduzieren.

Zutaten

- 1 Tasse ungesüßte Mandelmilch oder Kokosmilch

- 1/2 Teelöffel gemahlener Kurkuma

- 1/4 Teelöffel gemahlener Zimt

- 1/4 Teelöffel gemahlener Ingwer

- 1 Teelöffel Honig oder Ahornsirup (optional für die Süße)

- Prise schwarzer Pfeffer (um die Aufnahme von Kurkuma zu verbessern)

Art der Zubereitung

1. In einem kleinen Topf die Mandelmilch bei mittlerer Hitze erhitzen, bis sie warm, aber nicht kochend ist.

2. Kurkuma, Zimt, Ingwer, Honig oder Ahornsirup (falls verwendet) und schwarzen Pfeffer unterrühren, bis alles gut vermischt ist.

3. Weitere 2-3 Minuten unter gelegentlichem Rühren erhitzen, bis sich die Aromen vermischen.

4. In Tassen füllen und warm servieren.

Nährwertangaben

- Kalorien: 40 kcal

- Eiweiß: 1g

- Fett: 2g

- Kohlenhydrate: 5g

- Ballaststoffe: 1g

- Zucker: 3g

Portionsgröße: 1 Tasse

Zubereitungszeit: 5 Minuten

Zubereitungszeit: 5 Minuten

3. Beeren-Rote-Bete-Smoothie

Gesundheitliche Vorteile

- Reich an Antioxidantien aus Beeren und Rüben.

- Unterstützt die Entgiftung der Leber und reduziert Entzündungen.

- Sorgt für natürliche Süße ohne Zuckerzusatz.

Zutaten

- 1/2 Tasse gemischte Beeren (z.B. Erdbeeren, Heidelbeeren, Himbeeren)

- 1/2 kleine gekochte Rote Bete, geschält und gehackt

- 1/2 Tasse ungesüßte Mandelmilch oder Kokoswasser

- 1/4 Tasse griechischer Naturjoghurt

- 1 Esslöffel Chiasamen

- 1 Teelöffel Honig oder Ahornsirup (optional für die Süße)

- Eiswürfel (optional)

Art der Zubereitung

1. Alle Zutaten in einen Mixer geben.

2. Mixen, bis eine glatte und cremige Masse entsteht.

3. Nach Belieben Eiswürfel dazugeben und erneut mixen, bis alles gut vermischt ist.

4. In Gläser füllen und sofort servieren.

Nährwertangaben

- Kalorien: 120 kcal

- Eiweiß: 6g

- Fett: 3,5g

- Kohlenhydrate: 15g

- Ballaststoffe: 6g

- Zucker: 8g

Portionsgröße: 1 Smoothie

Zubereitungszeit: 5 Minuten

Zubereitungszeit: 5 Minuten

4. Grüntee-Zitrus-Aufguss

Gesundheitliche Vorteile:

- Grüner Tee liefert Antioxidantien, die die Gesundheit der Leber unterstützen.

- Zitrusfrüchte fügen Vitamin C hinzu und aromatisieren ohne Zuckerzusatz.

- Feuchtigkeitsspendende und erfrischende Getränkeoption.

Zutaten

- 2 Beutel grüner Tee

- 4 Tassen Wasser

- 1/2 Zitrone, in dünne Scheiben geschnitten

- 1/2 Limette, in dünne Scheiben geschnitten

- Eiswürfel (optional)

- Frische Minzblätter zum Garnieren (optional)

Art der Zubereitung

1. Das Wasser in einem Topf zum Kochen bringen.

2. Vom Herd nehmen und die Grünteebeutel hinzufügen.

3. 3-5 Minuten ziehen lassen, dann die Teebeutel herausnehmen und den Tee etwas abkühlen lassen.

4. Die Zitronen- und Limettenscheiben in einen Krug geben.

5. Gießen Sie den warmen Grüntee über die Zitrusscheiben.

6. In den Kühlschrank stellen, bis es gekühlt ist, oder sofort auf Eis servieren.

7. Nach Belieben mit frischen Minzblättern garnieren.

Nährwertangaben

- Kalorien: 0 kcal

- Eiweiß: 0g

- Fett: 0g

- Kohlenhydrate: 0g

- Ballaststoffe: 0g

- Zucker: 0g

Portionsgröße: 1 Tasse

Zubereitungszeit: 5 Minuten

Zubereitungszeit: 10 Minuten (einschließlich Kühlzeit)

5. Gurken-Minz-Infused Water

Gesundheitliche Vorteile

- Feuchtigkeitsspendende und erfrischende Getränkeoption.

- Gurke spendet Feuchtigkeit und kann die Entgiftung der Leber unterstützen.

- Minze verleiht Geschmack ohne Zuckerzusatz und unterstützt die Verdauung.

Zutaten

- 1/2 Gurke, in dünne Scheiben geschnitten

- Eine Handvoll frischer Minzblätter

- 4 Tassen Wasser

- Eiswürfel (optional)

Art der Zubereitung

1. Die Gurkenscheiben und Minzblätter in einen Krug geben.

2. Das Wasser über die Gurke und die Minze gießen.

3. Mindestens 1 Stunde in den Kühlschrank stellen, damit sich die Aromen entfalten können.

4. Nach Belieben gekühlt über Eiswürfeln servieren.

Nährwertangaben

- Kalorien: 0 kcal

- Eiweiß: 0g

- Fett: 0g

- Kohlenhydrate: 0g

- Ballaststoffe: 0g

- Zucker: 0g

Portionsgröße: 1 Tasse

Garzeit: 5 Minuten (einschließlich Kühlzeit)

Zubereitungszeit: 5 Minuten

6. Rote-Bete-Apfelsaft

Gesundheitliche Vorteile

- Rote Bete ist reich an Antioxidantien und Nitraten, die die Leberfunktion und die Blutdruckregulierung unterstützen können.

- Äpfel enthalten lösliche Ballaststoffe und verschiedene Antioxidantien, die helfen können, Leberentzündungen zu reduzieren und die Verdauung zu unterstützen.

Zutaten

- 1 mittelgroße Rote Bete, geschält und gehackt

- 2 Äpfel, entkernt und gehackt

- 1-Zoll-Stück Ingwer, geschält

- 1 Zitrone, entsaftet

- 2 Tassen Wasser

- Eiswürfel (optional)

Art der Zubereitung

1. Die gehackte Rote Bete, die Äpfel, den Ingwer, den Zitronensaft und das Wasser in einen Mixer geben.

2. Mixen, bis alles glatt und gut vermischt ist.

3. Den Saft durch ein feinmaschiges Sieb oder Mulltuch abseihen, um das Fruchtfleisch zu entfernen.

4. Nach Belieben gekühlt über Eiswürfeln servieren.

Nährwertangaben

- Kalorien: 120 kcal

- Eiweiß: 2g

- Fett: 0,5g

- Kohlenhydrate: 30g

- Ballaststoffe: 7g

- Zucker: 20g

Portionsgröße: 1 Tasse

Zubereitungszeit: 10 Minuten

7. Warmes Zitronenwasser mit Ingwer

Gesundheitliche Vorteile

- Zitronensaft enthält Vitamin C und Antioxidantien, die die Entgiftung der Leber und die Verdauung unterstützen können.

- Ingwer hat entzündungshemmende Eigenschaften und kann helfen, Übelkeit zu lindern und die Verdauung zu fördern.

Zutaten

- 1 Tasse warmes Wasser

- Saft von 1/2 Zitrone

- 1-Zoll-Stück Ingwer, in dünne Scheiben geschnitten

Art der Zubereitung

1. Erhitze das Wasser, bis es warm, aber nicht kochend ist.

2. Den Zitronensaft einrühren und die Ingwerscheiben dazugeben.

3. Die Mischung 3-5 Minuten ziehen lassen.

4. Die Ingwerscheiben entfernen und wegwerfen.

5. Das warme Zitronenwasser sofort servieren.

Nährwertangaben

- Kalorien: 10 kcal

- Eiweiß: 0g

- Fett: 0g

- Kohlenhydrate: 3g

- Ballaststoffe: 0g

- Zucker: 0g

Portionsgröße: 1 Tasse

Zubereitungszeit: 5 Minuten

8. Ananas-Kurkuma-Smoothie

Gesundheitliche Vorteile

- Ananas enthält Bromelain, ein Enzym, das die Verdauung unterstützen und Entzündungen in der Leber reduzieren kann.

- Kurkuma enthält Curcumin, eine Verbindung mit antioxidativen und entzündungshemmenden Eigenschaften, die die Gesundheit der Leber unterstützen kann.

Zutaten

- 1 Tasse gefrorene Ananasstücke

- 1/2 Teelöffel gemahlener Kurkuma

- 1/2 Tasse ungesüßte Kokosmilch

- 1/2 Tasse griechischer Naturjoghurt

- 1 Esslöffel Honig oder Ahornsirup (optional für die Süße)

- Eiswürfel (optional)

Art der Zubereitung

1. Alle Zutaten in einen Mixer geben.

2. Mixen, bis eine glatte und cremige Masse entsteht.

3. Nach Belieben Eiswürfel dazugeben und erneut mixen, bis alles gut vermischt ist.

4. In Gläser füllen und sofort servieren.

Nährwertangaben

- Kalorien: 150 kcal

- Eiweiß: 8g

- Fett: 3g

- Kohlenhydrate: 26g

- Ballaststoffe: 2g

- Zucker: 20g

Portionsgröße: 1 Smoothie

Zubereitungszeit: 5 Minuten

9. Grüner Apfel-Gurken-Kühler

Gesundheitliche Vorteile

- Grüne Äpfel liefern Ballaststoffe und Antioxidantien, die die Gesundheit der Leber und die Verdauung unterstützen können.

- Gurken sind feuchtigkeitsspendend und enthalten Kieselsäure, eine Verbindung, die die Entgiftung der Leber unterstützen kann.

Zutaten

- 1 grüner Apfel, entkernt und in Scheiben geschnitten

- 1/2 Gurke, in Scheiben geschnitten

- Eine Handvoll frischer Minzblätter

- 4 Tassen Wasser

- Eiswürfel (optional)

Art der Zubereitung

1. In einem Krug den in Scheiben geschnittenen grünen Apfel, die Gurke und die frischen Minzblätter vermengen.

2. Füllen Sie den Krug mit Wasser und rühren Sie vorsichtig um, um alles gut zu vermischen.

3. Mindestens 1 Stunde in den Kühlschrank stellen, damit sich die Aromen entfalten können.

4. Nach Belieben gekühlt über Eiswürfeln servieren.

Nährwertangaben

- Kalorien: 20 kcal

- Eiweiß: 0g

- Fett: 0g

- Kohlenhydrate: 5g

- Ballaststoffe: 1g

- Zucker: 3g

Portionsgröße: 1 Tasse

Zubereitungszeit: 5 Minuten (zzgl. Kühlzeit)

10. Karotten-Ingwer-Kurkuma-Saft

Gesundheitliche Vorteile

- Karotten sind reich an Beta-Carotin, einem Antioxidans, das die Gesundheit der Leber unterstützen und Entzündungen reduzieren kann.

- Ingwer und Kurkuma haben entzündungshemmende Eigenschaften, die dazu beitragen können, die Leber vor Schäden zu schützen und die Verdauung zu fördern.

Zutaten

- 4 mittelgroße Karotten, geschält und gehackt

- 1-Zoll-Stück Ingwer, geschält

- 1/2 Teelöffel gemahlener Kurkuma

- 1 Zitrone, entsaftet

- 2 Tassen Wasser

- Eiswürfel (optional)

Art der Zubereitung

1. Die gehackten Karotten, den Ingwer, die Kurkuma, den Zitronensaft und das Wasser in einen Mixer geben.

2. Mixen, bis alles glatt und gut vermischt ist.

3. Den Saft durch ein feinmaschiges Sieb oder Mulltuch abseihen, um das Fruchtfleisch zu entfernen.

4. Nach Belieben gekühlt über Eiswürfeln servieren.

Nährwertangaben

- Kalorien: 60 kcal

- Eiweiß: 1g

- Fett: 0,5g

- Kohlenhydrate: 14g

- Ballaststoffe: 4g

- Zucker: 8g

Portionsgröße: 1 Tasse

Zubereitungszeit: 10 Minuten

7 Tage Verpflegung

Tag 1

Frühstück: Avocado-Toast mit pochierten Eiern

Mittagessen: Salat mit gegrilltem Lachs

Abendessen: Gebackenes Hähnchenfleisch mit Süßkartoffeln und Spargel

Tag 2

Frühstück: Griechisches Joghurtparfait mit Beeren und Mandeln **Mittagessen:** Linsen-Gemüse-Suppe

Abendessen: Gegrilltes Hähnchen mit geröstetem Wurzelgemüse

Tag 3

Frühstück: Spinat-Pilz-Omelett

Mittagessen: Salat mit Thunfisch und weißen Bohnen

Abendessen: Gegrilltes Gemüse und Quinoa-Salat

Tag 4

Frühstück: Beeren-Smoothie mit Spinat und Chiasamen

Mittagessen: Gefüllte Paprika mit Gemüse und Quinoa

Abendessen: Truthahn und Gemüsepfanne mit braunem Reis

Tag 5

Frühstück: Overnight Oats mit Banane und Mandelbutter

Mittagessen: Kichererbsen-Gemüse-Buddha-Bowl

Abendessen: Gegrilltes Hähnchen mit geröstetem Wurzelgemüse

Tag 6

Frühstück: Frühstückswrap mit Gemüse und Ei

Mittagessen: Gemüse- und Linsencurry

Abendessen: Auberginen-Linsen-Auflauf

Tag 7

Frühstück: Quinoa Frühstücksbowl mit Beeren und Mandeln

Mittagessen: Garnelen-Avocado-Salat

Abendessen: Enchiladas mit schwarzen Bohnen und Gemüse

KAPITEL 8

Schlussfolgerung

Dieses Kochbuch dient als umfassender Leitfaden für Menschen, die ihre Gesundheit und ihr Wohlbefinden durch achtsame und nahrhafte Essgewohnheiten verbessern möchten. In diesem Buch haben wir eine breite Palette von Rezepten untersucht, die die Gesundheit der Leber und die allgemeine Vitalität unterstützen sollen, wobei wir uns auf frische, vollwertige Lebensmittel konzentrieren, die einfach zuzubereiten sind und vor Geschmack nur so strotzen.

Von lebhaften Frühstücksoptionen wie Avocado-Toast mit pochierten Eiern und griechischem Joghurtparfait mit Beeren und Mandeln bis hin zu sättigenden Mittags- und Abendgerichten wie gegrilltem Lachssalat und Quinoa und Gemüsepfanne wird jedes Rezept sorgfältig zusammengestellt, um Nährstoffe und Genuss zu bieten, ohne Kompromisse bei Geschmack oder Nährstoffen einzugehen.

Wir haben hervorgehoben, wie wichtig es ist, nährstoffreiche Zutaten in unsere Mahlzeiten aufzunehmen, darunter Obst, Gemüse, Vollkornprodukte, magere Proteine und gesunde

Fette, die alle eine entscheidende Rolle bei der Förderung der Leberfunktion, der Unterstützung der Verdauung und der Verringerung von Entzündungen spielen.

Darüber hinaus betont dieses Kochbuch die Bedeutung von achtsamem Essen und Portionskontrolle und ermutigt die Leser, jeden Bissen zu genießen, auf die Hunger- und Sättigungssignale ihres Körpers zu hören und eine positive Beziehung zum Essen zu pflegen.

Egal, ob Sie eine Fettlebererkrankung in den Griff bekommen, die allgemeine Gesundheit verbessern oder einfach nur köstliche und gesunde Mahlzeiten genießen möchten, dieses Kochbuch bietet eine Fülle von Inspirationen und praktischen Anleitungen, die Ihnen helfen, Ihre Ernährungsziele zu erreichen und sich auf eine Reise in Richtung lebenslanges Wohlbefinden zu begeben.

Denken Sie daran, dass jede Mahlzeit eine Gelegenheit ist, Ihren Körper und Ihre Seele zu nähren, und mit den Rezepten und Einblicken, die in diesem Buch geteilt werden, haben Sie alle Werkzeuge, die Sie brauchen, um ein gesünderes, glücklicheres und lebendigeres Leben zu

führen, ein köstliches Gericht nach dem anderen. Ein Hoch
auf Ihre Gesundheit und Ihre kulinarischen Abenteuer!

DANKE FÜRS LESEN